ポケット精神腫瘍学

医療者が知っておきたいがん患者さんの心のケア

監修●日本サイコオンコロジー学会

編集●**小川朝生**
国立がん研究センター東病院臨床開発センター精神腫瘍学開発分野

内富庸介
岡山大学大学院医歯薬学総合研究科精神神経病態学

創造出版

監修

一般社団法人日本サイコオンコロジー学会

編集・執筆

小川朝生	国立がん研究センター東病院臨床開発センター精神腫瘍学開発分野
内富庸介	岡山大学大学院医歯薬学総合研究科精神神経病態学

執筆

大西秀樹	埼玉医科大学国際医療センター精神腫瘍科
岡村　仁	広島大学大学院医歯薬保健学研究院
大庭　章	群馬県立がんセンター精神腫瘍科・総合相談支援センター
明智龍男	名古屋市立大学大学院医学研究科精神・認知・行動医学
清水　研	国立がん研究センター中央病院精神腫瘍科
松島英介	東京医科歯科大学大学院心療・緩和医療学分野
野口　海	慶應義塾大学大学院政策メディア研究科
梅澤志乃	東京医科歯科大学大学院心療・緩和医療学分野
白波瀬丈一郎	慶應義塾大学医学部精神神経科

(執筆順)

序

　現在わが国では，国民の2人に1人ががんに罹患し，3人に1人ががんで亡くなっています。人口比におけるがん死亡の占める割合は世界でもまれなほど高く，「がん大国日本」という言葉もあながち否定できません。一方で，がんの5年生存率も延びており，がんの治療を終えて，あるいはがんを抱えながらも日常生活を送っておられる人も多くなっています。

　このような現状から国民の生命および健康を守るために，がん医療の一層の充実が求められている状況の中で，国民からの強い要望も受けて，2007年4月に「がん対策基本法」が施行され，また同年6月には「がん対策推進基本計画」が策定されました。そこでは，がん医療において，患者に対する身体的な治療はもとより，患者やその家族に対する精神心理的苦痛への配慮が強く求められています。

　そもそも日本サイコオンコロジー学会では，がんを取り巻く医療と医学の発展に貢献することを通して，がん患者やその家族の健康に寄与し，豊かな人間性を涵養することを目標に，活動を進めてまいりました。これらの活動の一環としてこのたび，「がん対策推進基本計画」が掲げている「がん患者およびその家族の苦痛の軽減と療養生活の質の向上」に資することを目的として，本書を作成いたしました。

　本書は，がん医療に携わる職種，すなわち医師や看護師，薬剤師，心理技術職，医療ソーシャルワーカー，理学療法士，作業療法士などの方々に，がん患者やその家族の心のケアがどのようなものなのか，そのあらましをお伝えすることを目的にしています。特にコミュニケーションや精神症状など臨床の場で即実践が求められている内容にしぼり，ポイントをしぼって解説をするように心がけました。これらの解説ががん臨床の場で活用されることを通して，精神心理的なケアが適切に提供され，患者さんとそのご家族が安心して過ごせる医療が広まることを願っています。

　あらためまして本書の刊行にあたり，お力添えをいただきました先生方をはじめ関係者のみなさまに厚く御礼申し上げます。

2014年9月

一般社団法人日本サイコオンコロジー学会　代表理事　松島英介

編集にあたり

平成19年の「がん対策基本法」の施行を受けて，がん医療の流れが大きく変わりました。また，平成24年にはがん対策推進基本計画が改定され，患者，家族の療養生活の質の向上がより強調されることとなりました。全国のがん診療連携拠点病院では「緩和ケア研修会」が開催されています。緩和ケアチームも全国で600を超えました。患者さんやご家族の強い要請を受けて，がん医療における精神心理的ケア（精神腫瘍学）や緩和ケアの整備が進められています。

しかしその一方で，「精神的なケアが大事だとはわかるけれども，目の前の患者さんに何をしてよいのかわからない」とか「うつ病の患者さんをなんとかしてあげたいのだけれども，うつ病という病気がわからないのでとまどってしまう」などの声をうかがいます。また，スピリチュアル・ケアや実存的ケアがセンセーショナルに取り上げられる一方で，うつ病や自殺の問題が見落とされている現場があります。「患者さんは認知症だから緩和ケアはできない」と断られたと悩むご家族もいらっしゃいます。

どちらの現状も，がん医療において求められている「心のケア」がどのようなものなのか，その姿がつかみにくいために生じていることなのかもしれません。「心のケア」の示す領域は幅広いものです。患者－医療者の「コミュニケーション」の取り方もあれば，「傾聴」もあります。同時に「うつ病」や「認知症」など，総合病院が対応を求められる精神医学的な対応（コンサルテーション・リエゾン精神医学）もあります。いま精神腫瘍学に求められていることは，その全体像を示すとともに，それぞれを臨床で求められている形にまとめていくことです。

本書の目的は，がん医療に携わる方々（医師，看護師，薬剤師，理学療法士，作業療法士，医療ソーシャルワーカー，心理技術職など）に，精神腫瘍学の概要をお示しするとともに，いま臨床の場で求められている知識を，活用できる形でお伝えすることを目指しました。コンサルテーション・リエゾン精神医学に関する情

報が臨床現場に届きにくい現状を鑑み，がん医療の現場で対応が求められているコミュニケーションの問題に加えて，せん妄やうつ病，認知症に関して基本的なところから解説を加えました。とくに「患者さんの言葉や様子をどのようにカルテに書いてよいのかわからない」との声を受けて，精神症状の「記録の書き方」の項目を用意するなどの工夫をしています。

　本書の作成にあたりまして，意義に賛同してくださり，お忙しいなか執筆にご協力をいただきました先生方に深謝申し上げます。臨床の現場を少しでも変えていこうとされている先生方の熱意なくして，本書は生まれませんでした。

2014 年 9 月

国立がん研究センター東病院臨床開発センター
精神腫瘍学開発分野　小川朝生
岡山大学大学院医歯薬学総合研究科精神神経病態学
内富庸介

目次

序　iii
編集にあたり　iv

◀総論
1. 精神腫瘍学とは何か
　　医療現場で働くスタッフに期待されること……………… 1
2. がんの治療の流れと心のケア……………………………… 3
3. がんに対する通常の心の反応……………………………… 8
4. 基本的なコミュニケーション・スキル…………………… 21
5. 心のケアの考え方
　　精神心理的苦痛のアセスメント………………………… 36

◀精神症状の基本
6. 精神症状の基本……………………………………………… 53
7. せん妄への対応……………………………………………… 61
8. 認知症への対応……………………………………………… 81
9. うつ病への対応……………………………………………… 91
10. 適応障害への対応………………………………………… 105
11. 終末期の精神医学的問題………………………………… 114

◀12. 記録の書き方……………………………………………… 119

◀13. チーム医療………………………………………………… 133

◀14. 精神腫瘍医へのつなぎ方………………………………… 140

◀15. 情報………………………………………………………… 147

索引……………………………………………………………… 150

1. 精神腫瘍学とは何か
医療現場で働くスタッフに期待されること

　現在，わが国では，年間70万人が新しくがんに罹患している（地域がん登録全国推計値による）。がんの罹患は人生における衝撃的な出来事であり，治療の問題はもちろんのこと，仕事，家庭，そして生命の問題など，ストレスとなる要因が多く存在する。

　初期治療終了後も，今後の治療，再発の問題など不確定な要素が多く，ストレス要因は別な形で継続する。検査や治療などで仕事を休むことも多くなり，降格，休職，退職に追い込まれることもまれではなく，社会・家庭・経済面での問題が生じる。

　がんが治癒したとしても，治療の後遺症としての機能障害が生じ，社会生活上における問題が生じることもある。

　再発は衝撃的な出来事であり，生命・実存の問題などにも直面することになる。

　これらのストレスは心身に影響を及ぼすため，精神疾患の発症要因となる。これまでの調査研究から，がんの病期を問わず，2～4割の患者に不安・抑うつが認められる。精神症状を有していると症状自体に苦しむのみならず，QOL低下，治療意欲低下，自殺率上昇などとも関連する。

　終末期になると，迫り来る死の問題，実存の問題，愛する家族と別れなければならない苦悩なども生じる。また，意識障害，せん妄を呈することも多い。せん妄は患者にとって苦痛な体験であり，それをみている家族にも多大なる苦悩が生じる。

　家族も同様である。家族の一員ががんになることで，それまでの生活は一変する。看病のために，自らの予定は大幅な変更を迫られる。心理的な負担も大きく，看病を行う家族の1～4割に抑うつが認められる。また，失業，家計の担い手の喪失など，社会・経済面での問題も見逃せないものがある。

　このように，看病する家族にも心理・社会的な問題，さらには経済的な問題が生じる。しかし，家族は自分たちの苦悩を伝えてはいけないと考えていることが多く，彼らの苦痛は見逃されることが多い。

　わが国では，毎年35万人ががんで死亡し，死亡原因の第1位

である。死別は人生における最大のストレスである。また，死別後は生活面での変化が大きいので，遺族の心身にさまざまな影響が生じる。身体面では死亡率の上昇，身体疾患罹患率の上昇，精神面では精神疾患罹患率の上昇，自殺率の上昇が認められる。高齢者における死別は，うつ病の最大の危険因子でもある。しかしながら，遺族に対するケアは十分とは言いがたい。

以上，多くの患者，家族，そして遺族が，がんという病気から派生した心の問題でいかに苦しんでいるかがおわかりいただけたかと思う。

しかしながらこれらに対しては，精神療法・薬物療法などを始めとした治療的なアプローチが有効であることも明らかになりつつある。また，医療スタッフが提供する適切なケアは，患者の心身によい影響を与える。

したがって，がんという病気に罹患した患者，それを支える家族，そして遺族における心の問題の現状を知り，適切に対応することは，がん医療において欠くことができないものである。また，"この人は苦しんでいる"と気づく能力も欠くことができない。

これらを学問的に探究し，臨床実践しているのが『サイコオンコロジー（精神腫瘍学）』である。「精神腫瘍学」を構成する領域は，精神医学，看護学，心理学，薬学，社会福祉学，リハビリテーションなど，多くの学問的な領域が相互に協力し合って成り立っている。

これらに対応するかたちで，わが国では，1986年に日本サイコオンコロジー学会が設立された。総会，ニューズレター，講習会，研修会などを通じて，臨床，研究に関する最新の情報，技術を提供するように努めている。

臨床現場の第一線で働いている皆様が「精神腫瘍学」に接し，がん患者，家族，遺族の心の苦しみを知り，その対処法をさまざまな観点から学び，学んだ事柄に対して他部門と共同しながら，地道な実践を重ねてゆくことで，今まで行ってきた日々の臨床がさらに奥深いものとなり，よりよい医療の提供に寄与し，苦しみの中にある方々の心の安定に役立つであろう。

［大西秀樹］

2. がんの治療の流れと心のケア

　がんの臨床経過は，検査から始まり，診断，初回治療，（治癒）再発，再発治療，終末期，死と，非常に長い（図）。こうした経過のなかで，心理的負担はどの時期においても出現する可能性があることから，常に心のケアを考えておく必要がある。

　しかし，生じる心理的負担は各段階・時期において特徴があることから，それらの特徴を知っておくことが重要である。

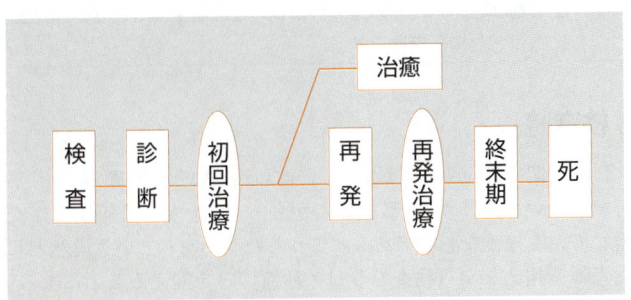

Point **がんとは**
- 体の細胞の一部が異常に増殖するものである
- 悪性腫瘍を指す（良性腫瘍はがんではない）
- がんの性質として，細胞が周りの正常の臓器や組織に食い込んでいく「浸潤」や，他の場所に飛び火していく「転移」を起こす

Point **がんの治療方法は**
手術，化学療法（抗がん剤，ホルモン剤，分子標的薬），放射線療法のいずれか，あるいはこれらの組み合わせが主体となる

Point **がん患者の全身状態あるいは日常生活活動能力を評価するのにECOG（Eastern Cooperative Oncology Group）によるPS（Performance Status）がよく使われる**

PS	症状の概要
0	全く問題なく活動できる。発症前と同じ日常生活が制限なく行える
1	肉体的に激しい活動は制限されるが，歩行可能で，軽作業や座っての作業は行うことができる（ex　軽い家事，事務作業）
2	歩行可能で，自分の身のまわりのことはすべて可能だが，作業はできない。日中の50％以上はベッド外で過ごす
3	限られた自分の身のまわりのことしかできない。日中の50％以上をベッドか椅子で過ごす
4	全く動けない。自分の身のまわりのことは全くできない。完全にベッドか椅子で過ごす

検査時

　この時期は，「がんではない」と言われたいという願望と，「がんではないだろうか」「私もがんかも・・・」という不安とが交錯している複雑な心境である。こうした「不安」という漠然とした恐怖を抱えながら検査を受け，診断の日を迎えることになる。検査が終わって診断が下されるまでの間，患者の不安は頂点に達していることを知っておく必要がある。初診から精密検査を経て，確定診断にいたるまでの間で最もストレスが高くなるのは，診断が告げられる直前であるという報告もある。

　さらに最近では，遺伝性の様相を呈する家族性腫瘍の存在が認められ，それに対する遺伝子検査が試みられるようになってきている。すなわち，「将来がんになる確率は○○％ある」といった開示が可能となってきた。こうした遺伝性疾患に関わる特徴的な心理的負担として，変異陽性のハイリスク者には，変異遺伝子を子どもたちに伝えることになるかもしれないという罪責感が，また変異陰性の場合でも，他の家族の人たちが悩んでいるのに自分だけが苦痛から免れたことに対するサバイバーズ・ギルト survivor's guilt がみられることがある。

> **Point** 検査時に留意すべき心の負担は
> "私もがんかも・・・"という不安感
> である

診断時

診断時に生じやすい心理的負担は、「がんになった、なってしまった」「周囲の人と気持ちが離れていく」「このまま誰にも打ち明けられないのか」「家族にも、同僚にも打ち明けられないのか」といった孤立感や疎外感である。患者はがんになったことで、周囲とは違う世界に入り込んだと感じることがある。また、周囲も患者を特別な存在としてみるようになることがある。それを患者は、「がんになったら周囲が自分に対して妙に優しくなった」と表現する。「がん患者は病気になる前も後も一貫した社会的存在である」ことを忘れずに接していくことが重要である。そのうえで、患者は通常の心理的反応を呈しているのか、あるいは対応を必要とするような精神症状を呈しているのかを、適切にアセスメントしていくことが重要である。

> **Point** 診断時に留意すべき心の負担は
> "周囲の人と気持ちが離れていく"などの孤立感・疎外感である

> **Don't** がんの診断がついたからといって、"がん患者"という特別視をしない。がんになるということは"I have a cancer"であって"I am a cancer"なのではない

初回治療時

手術、化学療法、放射線療法のいずれか、あるいは組み合わせが選択されることになるが、いずれにしても「がんの治療は苦しくてつらい」というイメージが先行し、治療を待つ間に不安が増強する可能性がある。正しい知識をもってもらうために、主治医と再度話をし、説明を聴くことを勧めることが有効な場合もある。

手術については、治癒が期待できる半面、機能障害や外見上の変化をもたらす可能性があり、それが心理的負担に影響する。術後の日常生活を回復し、健康的なライフスタイルを促進するためのプログラムの開発と支援が必要であり、その手段としてリハビリテーションが有効なことも多い。

化学療法の有害事象	放射線療法の有害事象
1. 骨髄抑制 　　白血球減少 　　血小板減少 2. 消化器症状 　　口内炎 　　下痢 　　悪心・嘔吐 3. その他 　　脱毛 　　末梢神経障害	1. 早期反応 　（治療初日〜数日目） 　　放射線宿酔 　　骨髄抑制 　　皮膚炎／粘膜炎／肺臓炎 　　浮腫 2. 晩期反応 　（治療開始3カ月以降） 　　神経心理学的障害

　化学療法と放射線療法については，種々の有害事象に伴う身体のつらさや，それに伴う不安の増大が問題となる。どのような有害事象があるのかを理解し，正しい知識を患者に伝えることが重要といえる。

　さらに，初回治療が終了した後も，患者は常に再発の不安を抱えながら日常生活を送っていることを知っておく必要がある。

再発時および再発治療時

　「再発したらどうしよう」という不安を抱えながら闘病生活を送っている患者にとって，再発を告げられた時の心理的負担は極めて大きい。とくに，がんの知識が豊富で，再発をすると予後が厳しいことを十分に認識している分，その衝撃は計り知れないものがある。これは，再発を告げられた後の抑うつ・不安の頻度が他の時期と比べて高いことからも示されている。

　再発は，初回治療がうまくいかなかったことでもある。こうした治癒を目指した初回治療の失敗を，まずは医療者と患者がともに受け入れることが必要である。さらに再発の部位や程度，あるいは受けている治療の内容（化学療法など）にもよるが，患者は徐々に日常生活に支障をきたすようになり，これまでできていたことが難しくなり，周囲の人々の助けを借りなくてはならないことが増えてくる。周囲は全く気にはしないが，患者はこうして「人に頼らなければ」ならなくなることを非常に苦痛に感じていることを理解しておく必要がある。

この時期の対応としては，十分に時間をかけて患者と接しながら，機能を維持しその低下を予防するための適切なプログラムを通して，患者のQOLを最大限に維持することを目指し，患者の希望を支えていく関わりを粘り強く行っていくことが重要である。

> **Point** 再発時に留意すべき心の負担は
> "人に頼らなくてはならないこと"への苦痛
> である

終末期

終末期の定義は，まだはっきりとしたものはないが，予後が概ね6カ月以内とされることが多い。臨床の場面では，化学療法などの積極的な治療ができなくなり，症状緩和中心の治療に切り替わる時期がおおよそこの時期に当たる。

この時期の患者の心理的苦痛に大きな影響を与えるのは，痛み，倦怠感，呼吸困難感といった症状緩和が難しいとされる身体症状である。まずはこうした身体症状のコントロールが優先されるべきである。また，意識障害のひとつであるせん妄がこの時期にはよくみられることから，せん妄の評価と対応が必要となる（「せん妄への対応」の章参照）。

この時期に患者が抱く心理的苦痛は，「見捨てられることへの不安」である。終末期，医療者は無意識ではあろうが，患者のもとを訪れる回数が減ったり，滞在時間も短くなる傾向がある。患者はそれを敏感に感じ，「見捨てられたのでは」という思いや孤立感を強くする。最後まで個別性を尊重し，死にゆく「人」が「終末期・がん・患者」として特別視されないための十分な配慮が必要である。

> **Point** 終末期に留意すべき心の負担は
> "見捨てられること"への不安
> である

> **Do** 最後まで患者の尊厳を尊重しながら接し，患者の希望を支えていこう

［岡村 仁］

3. がんに対する通常の心の反応

　基本のコミュニケーションを実践するうえで，がん患者の通常の心の反応を知っておくことはとても重要で，臨床経過の節目に備えて大まかに心の軌跡を思い描いておくと，対応しやすくなる[1-3]。ここではがんの臨床経過の大きな節目における心の反応について述べる（図1）。

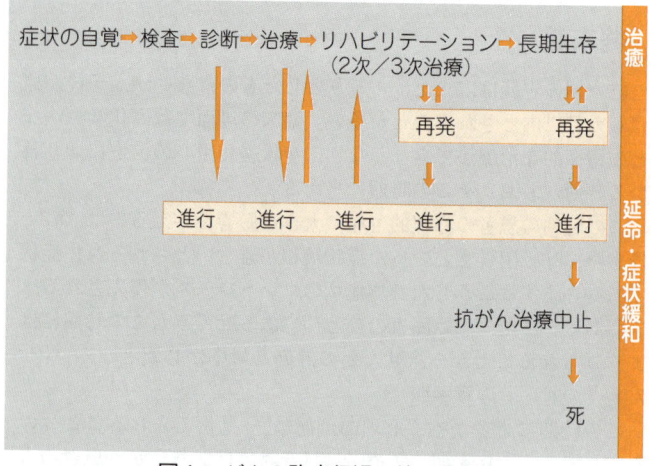

図1　がんの臨床経過と治療目標

がんの症状自覚

　がんを疑う症状を自覚した時から患者の心理的反応は始まる。最初にがんの疑いを誰もが否認するが，不安がもともと高過ぎる人，がんは治らないという考えや自分は大丈夫という強い信念をもっている人などは，医療機関への受診が遅くなる。このやっかいな"受診遅延"を減らすためには，がんに対する恐怖に満ちた先入観を減らし，くり返し正しい知識を提供することが重要である。

> **実践** もはや「がん＝死」ではありませんよ。十分お薬でコントロールできる時代になっています。ふだんから早めに検査，検診を受けましょう

がんの精査

　検査中，大丈夫だという思いと最悪の場合を恐れる気持ちとの間を揺れ動く。見慣れぬ機械に囲まれて検査を受ける患者にとって，医師や技師の一挙手一投足が大きなストレスとなり，心理的配慮は非常に重要である。

> **Point** この時期の患者は理解力や記憶力が落ちており，ちょっとしたスタッフの会話やもらした声に，敏感に大きく反応するので配慮が必要である

> **Do** 検査結果を速やかに伝えよう
> 　得られた検査の結果を早めに伝えることは，極めて重要である

がんの診断

　生命の危機に曝されたがん患者は衝撃を受ける。"頭が真っ白になった"と表現することが多い。がんという生命の危機への最初の防衛機制は"信じないこと＝否認"である。「何かの間違いではないか！」。否認は，こうして心理的に距離を置いて，危機から自分を守ろうとする合目的な防衛機制である。そのほか，"もうだめだ，治療も無駄だ"と絶望感，怒り（どうしてあいつでなく自分なんだ）を感じる。取り引き（きっといい治療法が間に合うに違いない）といった防衛機制も否認の一つであるが，患者は状況に応じて使って心のバランスを保ち，一貫して希望をもち続ける。

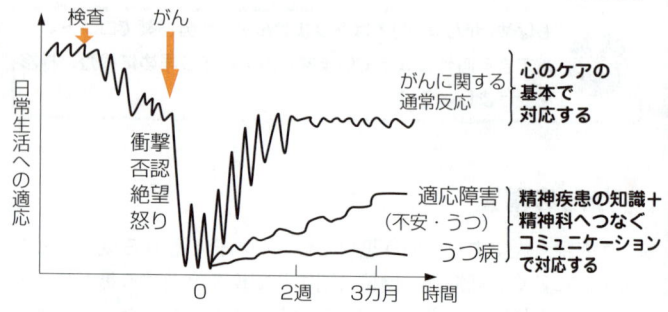

図2　がんに対する通常の心の反応とその対応

> **Do** 楽観的に建設的にがんと取り組んでいくうえで，がんをないものとして否認することは常に行われている。日々の生活に前向きに取り組むためには，治癒の見通しのないこともしばしば否認される。気づいても，言動であからさまに否定することはせず，まずは受け止めよう

> **Point** 患者はがんの臨床経過にそって段階的にキュブラーロスの心理的過程を踏んで進んでいくというよりは，混在した機制を同時にもっていると理解したほうがよい

　この最初の2～3日間続く衝撃の時期の患者は，医師の説明が理解されていないこともあるので，治療計画などを伝えるには，沈黙を十分にとりながら動揺した気持ちへの対応が必要である。混乱・不安・恐怖・悲哀・無力感・絶望感などとともに，不眠・食欲不振などの身体症状や集中力の低下が感じられるようになり，一時的に日常生活に支障をきたす場合もある。
　1週間から10日でこの状態は軽減し，新たな状況への適応の努力が始まる。このような動揺を患者の多くが経験することを伝えることで，患者には大きな保証となる。「自分一人が弱いのではないか」と感じることがむしろ一般的である。

> **Do** 自分一人だけ弱いのではないことを明確に伝えて，承認する

> 皆さんもそんなふうに思われますよ
> 自分一人だけ弱いのではないかと心配されているのですね
> そうお感じになっている方はあなただけではありませんよ

　適応が始まると，患者は情報を整理し，現実の問題に直面することができるようになり，楽観的な見方もできるようになる。たとえ進行がんであっても，身体状態（PS）が悪くなければ，自分のがんに限っては良くなるかもしれないと希望がもてるのが一般的である。取り引きは健康な否認である。がんに関する知識がこの時点では少ないことも関係しているのかも知れない。患者の心理状態は，病期（Ⅰ期かⅣ期か）などの医学的事実よりも，痛みや身体の自立度など，実感を伴うものに左右されることが多い。

> **Do** 患者固有のがんに対する考え，そして固有のがん物語を一度，きちんと聴こう

> これまで，身近な方で同じ病気になった方はおられますか？
> ご自身の病気はいつわかったのですか？
> 診断がつくまでいかがでしたか？

　がんの症状自覚から現在までの情報整理をしながら，患者と一緒に振り返りを行う過程で信頼関係は築かれ，単なる知識も感情の表出を促しながら吸収できる。より良いコミュニケーションが生まれ，適応は早くなる。
　一方では，情報化社会の現代においても病名すら知らされていない患者も存在する。このような患者の多くは，2～3カ月もすると病状はよく認識されていると考えるのが妥当であろう。認識していながらも，家族に迷惑をかけてはと家族とのコミュニケーションを自ら絶ちきる患者も存在する。

> **Do** がんを打ち明けることをためらっている患者を見かけた場合は，ごく身近な人に話をすることで楽になる人が多いこともやんわりと伝えよう

> **実践** 身近な方に話を聴いてもらって，ずいぶんと楽になる方がおられますよ
> 話を聴いてもらうだけで解決される方も多くおられます

> **Do** 心理的援助の乏しい患者は回復が遅くなりやすいので，患者家族相談室や精神科へのアクセスを促そう。職場での受け入れ態勢の調整も図ろう

> **Point** 各年代には人生のうえでの役割や課題があり，がんに罹患することでそれらが大きな危機にさらされる。危機介入を行ううえで重要な情報である。とくに未成年の子どもを抱えた若い患者は，現実的な職業・経済上・家庭内での問題を多く抱えており，それらが何かを理解したうえで援助することが重要である

> **Do** ライフサイクル上のどのような時期にがんを抱えたかを理解しよう

> **実践** 今一番気がかりにされていることはなんでしょうか？
> お子さんのことでしょうか？

　一般的には，がんという大きな課題に対し有効とされている対処法は，楽観的な見方をもち続け，がん治療への建設的で能動的なアプローチを探索し，他人からの援助を積極的に受け入れていく姿勢である。しかしながら，現在までのところ生存期間に意味ある関連を有する特別な性格や対処法はないので，例えば，神経質な方にいきなり明るく外向的に振舞うよう指導するようなことは避けたい。

> **Do** 患者の対処法を尊重しよう
> 患者にはこれまでの人生で課題を乗り越えるために使い慣れた対処法がある。その方法を尊重しよう。とくに患者ががんについての非現実的な信念や民間療法を訪ね回ってきた行動を語った場合，あからさまに叱責したりしてはいけない。がんを部分的に否認した行動であるので，無駄な努力に感じられても，それに対する言動は極めて慎重に行いたい。患者の置かれた状況，たどってきた道程を医療者がどれほど想像できるかがむしろ重要なのである

> **実践** ずいぶん，いろいろな病院や○○などを受診されたりして，大変だったでしょう

初期治療

患者の次の局面は初期治療である。インフォームド・コンセントが求められる。いくつかの選択肢のなかから治療法を選ばなければならない場合，患者は治療のネガティブな側面はとくに記憶に残りにくいため，情報の伝え方やその後の理解のしかたの確認は重要である。

また，がんの治療はつらい，生命を縮めかねない危険なものというイメージも強く，治療を待つ間の不安は非常に高い。具体的には治療の手順，予期される副作用やその対策を伝えることが不安を低下させる。その治療の経験者に話をしてもらうことはさらに有効である。

> **Do** 治療のシュミレーションを一緒に行い，不安を軽減するリハーサルの機会を提供しよう

手術は治癒が期待できる反面，機能障害や外見上の変化をもたらし，その程度は適応を大きく左右する。全身麻酔に対し強い恐怖を抱く患者もいる。

化学療法には種々の副作用があるが，なかでも悪心・嘔吐は行動学的に条件づけされやすく，化学療法を連想させる病院や医療スタッフに接しただけで悪心・嘔吐を示す患者もいる（予期的嘔吐）。強力な制吐剤（セロトニン3受容体ブロッカー）を適切に使用することや，治療前からリラクセーションの練習を行って，ある程度自分で症状をコントロールする試みも予期的嘔吐に対し効果的である。脱毛・肥満など外見を変化させる副作用は，患者の自尊心を低下させ社会活動を減少させるため，対策が必要である。

放射線療法に対しては，被曝および手遅れの患者への治療というイメージからくる恐怖が強い。これらの治療に耐える力を患者に与えるために，スタッフは積極的に情報や心理的援助を与えるべきである。

> **Do** がんに関する情報提供のあと，適切に理解されたかどうか，確認，補足，修正のプロセスを心がけよう

初回治療後リハビリテーション

　大まかに３つの時期を迎える。a) 初期治療から１年間，b) 治療後３年間，c) 治療後３年以降の時期である[3]。あわただしく進んだ初期の集中的な治療から離れ，まさに急性の危機的状況から徐々に日常へ戻っていくわけだが，退院と同時に入院中の医療者，家族や同病者からの過剰なサポートから放たれる。

　６カ月から１年をめどに，治療に関連した身体状態は概ね回復し，身体に関する不安・恐怖は弱まっていく。しかし一部の患者では，進行がんを末期がんと解釈したり，治療に関連した機能障害や外見上の変化（頭頸部がん，脱毛）が喪失として強く認識され，自殺のリスクがまだなお高い時期である。身体の喪失は少なくても，健康な人のなかに戻っていくことは，がん患者ということで家庭や社会での役割が修正され，疎外感を強く感じることになる。この時期には，弱音を吐ける存在，さらにサポートグループやがんに関する教育などの心理的援助が極めて重要である。

> **Do** がんに関する情報の誤解，曲解はないか，確認，補足，修正を心がけよう。サポートグループや患者会の情報提供はくり返そう

CASE　会社員のA氏（43歳），大腸がん

「仕事に戻れるとは思ってもいなかった」と手術を受けた半年前を遠い昔のように振り返る。驚天動地のがん告知，ためらう間もなく受けた手術，過剰なほどスタッフや同病者から援助を受けて，まるで躁（そう）状態のような入院生活。そして退院後，一人になって襲ってきた死の恐怖，再発不安……。社会復帰してから痛感する，がん患者の烙印（らくいん），疎外感。復職しても３年間は心のなかの余震（再発不安）が襲う。家族や友人とともに，集めたがんの知識を整理し，がんを抱えた後の気持ちを打ち明けること。「これこそ，心

の支援対策の第一歩だった。心を許せる同僚や家族の存在が何よりの助けだった」と振り返った

　初期治療後から3年間は再発の可能性が高い時期であり，まだなおつらい時期である。身体の症状が鎮静化すると再発不安が顕在化する。例えば乳がんの補助化学療法がつらい治療であったにもかかわらず，治療の手を緩めることで再発するのではないかといった恐怖を抱く。

> **Point** 退院時だけでなく，治療の終結時にも，治療の手を緩めることになるのではないかと（分離）不安が生じる

　さらに，倦怠感，エネルギーの低下，機能喪失（術後リンパ浮腫など），仕事への復帰，親業の変更，生殖能力，性的問題などが現実の問題となる。とくに，肉体労働の仕事に従事する者，受け入れ態勢に不備がある場合，また頭頸部がんの復職率は低い。
　治療後3年を経ると，多くのがんで再発の可能性が低くなり，「そういえば，テレビをつけるまでがんのことを忘れていた」とか「今週はがんのことを考えない時間があった」などとの声が少しずつ聞かれるようになる。がんになる前の価値観とその後の優先事項の整理が行われ，人生の再統合，再設計を図っていく時期となる。エネルギーの低下などの身体状態や社会とのつながり（仕事，リクリエーション活動）に関する問題などにより，拡大していた将来計画は修正され収束する一方で，心理学的には家族や友人との関係は充実していくようである。

再発

　がん患者の約50％は，がんの再発，進行，死の転帰をたどる。再発を告げられた患者の心理過程はがん診断時のそれとほぼ同様である。が，がんの知識が豊富に整理されている分，事態は極めて深刻で，長引き，現実を否認しきれず破局的な心理的打撃を受ける。最もつらい時期であったと述懐する患者は多い。治癒を目標とした治

療が不成功に終わったことを，医師も患者とともに受け入れる必要がある。この再発の時期は，将来にわたる重要な決定が待ち受けている時期なので，安易なコミュニケーションでやり過ごしてすぐに治療を決めるのではなく，十分に時間をかける必要がある。

> **Point** 治療決定を性急に行う必要がないことを伝えよう。不安を回避するためにあわてて治療を決定することは，後悔の種になる

> **Do** がんの治癒が望めない以上，患者，家族の本来の人生目標，生活信条をきちんと聴き出し，患者の意向にそったがん医療の提供の実現を援助しよう

> **実践** ずいぶんおつらい気持ちのことと思います。これから治療を進めていくうえで，気がかりなことはおありですか？
> 今，大事にしておられる仕事や行事はなんでしょうか？

> **Point** 目標が治癒から延命に変わったわけであるから，洋の東西を問わず最も深刻な時期である。きちんとコミュニケーションが取れていない場合が多く，ここからのボタンのかけ違いが起こりやすい

死と時間が限られていることに直面する一方で，多くの現実的問題に対応していかなければならない。がん年齢世代は自立をすでに獲得した年代であるので，自立性の喪失に引き続く他者への依存が予期され苦痛となって迫ってくる。そして，自律性の喪失からくる苦痛が迫る。

進行期

病状が次第に進行してくると，種々の身体症状のために日常生活が制限される。患者の精神状態はその日その日の体調により大きく左右され動揺するため，症状緩和は極めて重要である。自立できないことが増えるにつれ，他者への依存が現実のものとなってくる。とくに，依存の相手となる身近な人（付き添い，同室者，

担当スタッフなど）との人間関係が患者の生活を左右するため、見捨てられることへの不安が強くなり、患者は従順となる。

> **Do** 残された数少ない機能が意思決定能力となることもありうるので、積極的な意思決定への参画を常に意識するよう心がけよう

 実践 次回の○○は、どのようにしましょうか？ トイレは？ どんなふうに決めたらよいでしょう

　一方で、より近づいてきた死に対する防衛機制として、否認がしばしば用いられ、がんがまるで念頭にないかのような言動をしたり、時計が早回りしているかのように精力的になったり、無謀な活動を始めたりすることがある。患者のこのような態度と、時間が残り少ないことに焦る家族やスタッフとの間にギャップが生じるが、ある程度は患者が安定を保つためにやむを得ず行っている反応として受け入れる必要がある。

> **Do** 現実許容範囲の否認、退行（幼児返り）は尊重しよう

抗がん治療の中止

　医師にとっては抗がん治療の中止を患者に伝えることは非常に難しいコミュニケーションである一方で、患者にとっては身体の重篤さが増すだけ、再発時よりは病状を受け入れやすいようだ。

> **Point** 治療法がないことは伝えられていなくても、死に臨んでいる患者は、周囲の状況から自分の状況についてよく感じとっている。終末期には愛する人との関係を失うこと、自律性を失うこと、身体機能を失うために生じる自立性の喪失など、多くの喪失が待ち受けている

> **Point**
> ここで注意したい点は，患者は「死」そのものというよりも，「役に立たないから周囲の重荷になっているのではないか，自分は価値がないから見捨てられているのではないか」という精神的苦痛を抱きやすくなっていることである。とくに，「自分は何のために生きてきたのだろうか，何を成し遂げてきたのか」という「人生，志なかば」との思いの強い患者においては，医療チームによるスピリチュアルなケアは重要となってくる

> **Do**
> スピリチュアル・ケアを思いたっても，まずは，心の評価の進め方（p.41-42 参照）を再度確認しておく

> **CASE　主婦のBさん，58歳**
> 「もう，治療は終わりにしたい」と訴えるBさんは，悪性リンパ腫の再発をくり返してきて，主婦として役を果たせず，逆に家族に迷惑をかけていると言う。

　死にたいと口にするがん患者の存在は，医療者が最も頭を悩ます問題だ。多くはうつ病を患っているが，そうでない場合もあり難しい。

　終末期には，単に支持的に関わり傾聴するだけでは有効ではない場合がある[1]。そこで，積極的に個別性を尊重することが重要となってくる。死にゆく社会的・実存的存在としての「人」が，単なる「終末期・がん・患者」としての生物学的存在として扱われないための，個別の配慮が必要である。

> **Point**
> 具体的には患者の生活歴などをオープンにすることが糸口となる。足が遠のくスタッフに「30代で会社を興した人だ」とか「彼女にはお子さんが4人もいてみんな学校に行かせた」といった情報を知らせる。なにも輝かしい過去ということではなく，これまでの仕事や趣味，大事にしてきたことやつらくてもがんばってきた生涯や物語などを聴き出すと，社会的・実存的存在としての個人の歴史をふまえたう

3. がんに対する通常の心の反応

えでの関わりが始められる

> **Do** 患者が望めば，これまでの仕事や趣味，大事にしてきたことやつらくてもがんばってきた生涯や物語などをうかがおう

>
> **実践** これまで誇りにされてきたことはおありでしょうか？ 他人に言うほどではないけど，ご自身で大事にされてきたことでもよろしいのですが

　個人の過去・現在を共有することで，「終末期・がん・患者」としての関係を超えて接することができ，たとえほんのわずかな予後，1カ月であっても未来への希望について話し合えるようになる。医療チームは患者に対して症状緩和においてすることが少なくなるにつれて，罪悪感や無力感をもつこともあるが，死にゆく「人」のもとを訪れ続け，人とのつながっている感覚を維持することが重要である。

> **Do** 痛みや不眠など身体症状がないと訪室を避けたくなるが，症状以外の関係を維持して訪れ続けよう

　緩和ケアの技術が進歩しつつある現在においても，患者の苦痛の全てが取り除けるわけではないが，十分な症状の緩和が達成できていない場合においても，患者と接するのを躊躇してはいけない。病院で，医療者 ― 患者・家族として出会ってからの交流となるが，患者も家族もそしてまた医療者も，一人ひとりの人間として対等である。病院のなかでの立場の違いはあるが，その違いに最大限配慮したうえで，患者と家族のケアに医療者として関わっているのだという自覚が重要である。

おわりに

　以上，がんの臨床経過の大きな節目で通常みられる患者の心の反応について述べた。さらに患者理解を進めるには，症例検討会やコミュニケーション技術研修会への参加をお勧めする[4]。医療

者のより深い理解のうえに実践される患者と家族の意向の尊重こそが，ケアの核心と思われるからである．

文献
1) Chochinov HM, Breitbart W：Handbook of Psychiatry in Palliative Medicine. 1st ed. Oxford University Press, New York (2000) - 内富庸介　監訳：緩和医療における精神医学ハンドブック．星和書店，東京，2001．
2) 内富庸介，藤森麻衣子　編：がん医療におけるコミュニケーションスキル．医学書院，東京，2007．
3) 山脇成人　監修，内富庸介　編：サイコオンコロジー：がん医療における心の医学．診療新社，大阪，1997．
4) 内富庸介，小川朝生編：精神腫瘍学．医学書院，東京，2011．

[内富庸介]

4. 基本的なコミュニケーション・スキル

本項では，医療従事者が患者・家族とのコミュニケーションで注意すべき点と，コミュニケーション・スキルのなかでもとくに基本的なものについて取り上げる。

コミュニケーションにおいて大切なこと

> **Point** 相手を一個人として尊重する

異なる個性をもった一人の人として患者・家族を尊重する。各々が異なる意思，意向，感情，価値観，役割をもっており，医療者はそれらを大切にすべきである。

誠意をもって，丁寧に，相手の意思や意向などを大切にしながらコミュニケーションをとる。がん患者が医療者よりも年配である場合も少なくない。人生の先輩としても尊敬の念を忘れない。

コミュニケーションにおけるマナー

1. 身だしなみ

> **Point** 場にふさわしい服装をする

場に応じた髪型や服装をする。衣服の汚れに注意する。身だしなみは印象やコミュニケーションの質に影響しうるものである。清潔でさわやかなものを心がける。名札を見える位置に示す。

2. 個人情報の取り扱い

> **Point** 個人情報の取り扱いに注意を払う

個人情報を外部に漏らさない。医師が患者・家族に伝えていない重大な情報や，患者・家族から直接聴き取りせずにカルテ記載

から知り得た個人情報は，取り扱いに注意する。

3. 約束

> **Point** 患者・家族との約束を守る

　患者・家族と約束したことは守る。何らかの理由で守れないことがあらかじめわかっている場合には，なるべく早く事情を説明して約束しなおす。守れなかった場合には，丁寧に説明して謝る。

4. 医療者間の会話場所と不快な声

> **Point** 不特定の者に聞こえる場所で患者に関わる話をしない
> 大きな声や笑い声に注意する

　廊下やナースステーションの入口など，不特定の者に聞こえる場所で，患者に関わる話題を話さない。ナースステーション内であっても，大きな声や笑い声に注意する。

 再発乳がん患者のAさん

再発乳がん患者のAさんは，骨転移が進行して，ベッド上で過ごす時間が増えていた。着替えや排泄など，身の周りのことが自力でできず，情けなく感じていた

Aさんは，看護師の目が行き届くように，ナースステーション横の部屋で過ごしていたが，ある日ナースステーションから大きな笑い声が聞こえてきた。Aさんは始めのうち気に留めなかったが，笑い声がくり返し聞こえてくると不快に感じるようになった

「身の周りのことができない自分を笑っているのではないか」「自分は深刻な状態で悩んでいるのに笑っているなんて，真剣みが足りない」と怒りが込み上げてきた。Aさんは，患者の気持ちに配慮してほしいと，看護師に伝えた

5. 敬語

> **Point** 相手との関係，場，話題の重要性に合わせた敬語を用いる

　相手との年齢差，親しさ，場や話題の重要性に合わせて，敬語を用いる。敬語の使用が不十分な場合には失礼，過剰な場合には仰々しく思われることがあるので注意を要する。

コミュニケーションしやすい環境づくり

1. 対話の場所

> **Point** 話題や，患者の体調に合わせて対話の場所を柔軟に選ぶ

　話題によっては，個室のようなプライバシーの保たれた空間を選ぶ。難しい場合には，カーテンやドアの開閉，同室者の在室時間帯，声の大きさなどに配慮する。

2. 対話時間と時間帯

> **Point** 体調や治療の都合を考慮して対話時間や時間帯を調整する

　時間をかけて話す場合には，負担にならないように対話時間を調整する。治療スケジュールや体調によって，対話しやすい時間帯があるかもしれないので，患者と相談して決める。

3. 対話を妨げるもの

> **Point** 相手との間にある障害物をよける

　テーブルのある個室で話すのであれば，相手の前のテーブルの上をきれいにしておく。病棟であれば，点滴台やテレビなどを脇によける。テレビやラジオなどがついていれば止めてもらう。

4. 同席者

同席者について患者の希望を確認する
同席者に丁寧に対応する

重要な話題を扱う場合や，同席者がいると患者から情報収集しにくい，もしくは十分なサポートができない恐れがある場合には，同席者の希望について確認する。

同席者に対しても患者と同様に丁寧に接する。医療従事者が同席者なしでの対話を望む場合には，その旨を両者に説明して了承を得る。

医療者①　まず，Bさんと二人でお話をさせていただいて，それからご家族にお話をうかがいたいと思うのですが，よろしいでしょうか

医療者②　Bさんに細かくお聴きしたいことがありますので，恐れ入りますが，ご家族の方には後ほどお話をうかがいたいと思います。Bさんと二人でお話ししてもよろしいでしょうか

コミュニケーションを始める

1. 治療経過の理解

 患者の治療経過を知る

さまざまな苦痛に効果的に対処するために，患者の病名や病状，治療経過と今後の見通しなどについて，医療従事者やカルテ記載から情報収集して理解する。

2. 自己紹介と対面する目的の説明

Point　初対面の際には自己紹介する
対面する目的を説明する

初対面の際には自己紹介する。自分の役割について，専門用語をなるべく使わずに平易な言葉で紹介する。はっきりと，落ち着いた口調で自己紹介する。表情にも気を配る。

| 医療者 | こんにちは。（名札を見せながら）田中と言います。この病院には，担当の医師や看護師と相談しながら，患者さんのつらさをやわらげるためのチームがありまして，私はそのメンバーです。私は主に『眠れない』ですとか，『考えごとばかりして困っている』といった気持ちのつらさを担当しております
今日は，担当の先生から『Cさんが眠れなくて困っている』と相談を受けまして参りました。今から，お話をうかがってもよろしいでしょうか |

3. あいさつ

Point 日常的にあいさつする

あいさつはあまり見知らぬ者同士の気まずさや不安を軽減し，対話のきっかけをつくる。すでによく知っている者同士でも，親密な関係を継続する意思を確認する意味がある。

コミュニケーションを進める

1. 質問

 開かれた質問（オープンクエスチョン）と閉じられた質問を使い分ける

問題点，苦痛，希望などを知りたい時には，まずは相手が自由に回答できるように**開かれた質問**を用いる。あることに焦点をあてて詳しく知りたい場合には，閉ざされた質問を併せて用いる。

閉ざされた質問は回答が限定的なため，始めから多用すると重要な情報を得にくい。一方で，相手が強く緊張していれば，閉ざ

された質問の方が回答しやすく，話しやすいことがある。

>
> 開かれた質問 —はい，いいえでは回答できない質問
> 　今日のお加減はいかがですか？
> 　手術について心配している点は何ですか？
>
> 閉ざされた質問—はい，いいえで回答できる質問
> 　腰は痛みますか？
> 　気持ち悪さは，お薬を飲み始めてからも続いていますか？

2. 聴く

 相手の話に耳を傾ける
話しやすい環境をつくる

　相手の話を丁寧に聴く。患者・家族は医療者が求めている情報を，いつも的確にわかりやすく話すとは限らない。患者・家族が話しやすい環境をつくることを意識する。

　前述した「コミュニケーションをとりやすい環境づくり」や，これから述べる方法で「聴いている」ことを暗に伝えて話しやすい環境をつくることが，重要な情報の開示につながる。

　話を聴く際に大切なスキルとしては，以下のものがあげられる。

1) 相づち

Point　言葉の合間に相づちを入れる

　相手の話を聴きながら，「はい」「なるほど」「そうですか」「うん，うん」などの相づちを入れる。

2) 反射

Point　相手の言葉をくり返す

相手が言った言葉の一部をくり返す。オウム返しとも言われる。多用しすぎると不自然に感じられるので注意する。

> **実践**
> 患者　昨日は平気でしたが，今日は何だか気持ち悪いです（吐き出すようなしぐさをする）
> 医療者　**気持ち悪いのですね**
> 患者　そうです。何とかなりませんか？

3) 言い換え

Point 別の言葉に言い換えて伝える

相手が言った言葉を別の言葉に言い換えて返す。「2) 反射」と併せて使うことができる。

> **実践**
> 患者　昨日は平気でしたが，今日は何だか気持ち悪いです（吐き出すようなしぐさをする）
> 医療者　**吐き気ですね**
> 患者　そうです。何とかなりませんか？

4) 要約

Point 相手の話を要約する

長い時間話を聴いた場合に，相手の話の要点をまとめて伝える。例えば，**今のお話は・・・ですね／要するに・・・ですね／まとめると・・・ですね**などの方法でまとめる。

5) 相手との距離

Point 相手と近すぎず遠すぎない距離をとる

適度な距離を一律に決めることはできないが，相手との関係性

や声の聞き取りやすさなどに合わせて距離をとる。家族が同席したうえで患者と話す場合には、患者と近くなるようにする。

6) 視線の高さ

> **Point** 視線を相手と同じ高さにする

ベッドサイドであれば、かがんだり椅子に座ったりすることで、視線の高さを合わせる。患者・家族が座っていれば、医療者も座って高さを合わせる。

7) 身体の向きと姿勢

> **Point** 相手の方に向く
> 軽く前傾するような姿勢をとる

正面もしくは斜め前に位置する。相手の緊張感が強い場合には、斜め前がよいだろう。肩などの身体の部分に力を入れすぎずリラックスして、軽く前傾姿勢をとる。

8) アイコンタクト

> **Point** アイコンタクトを適度に保つ

対話中は話し手と聴き手が頻繁に入れ替わるが、自分が話し手の際には、話の切れ目で相手を見るようにして、聴き手の際には、相手の顔を適度に見るようにする。

9) 表情

> **Point** 話題に合った表情をとる

話題に合った表情をとる。話を聴く際には一般的に微笑むことが望まれるが、過度であると不自然になる。医療者が意見を述べたり、説明したりする際には、誠実で真剣な表情が望まれる。

Topics

聴くことの機能は情報を集めることにとどまらない。聴くことは相手に関心をもっていることを伝えることであり、相手の存在を肯定することであり、尊重することでもある。コミュニケーションにおいては、基本的でありながら重要なスキルである

3. 沈黙

> **Point** 相手が話し終わるまで沈黙する

相手が話している時は、途中で話を遮らずに黙って聴く。相手が言葉を探して考えている時には、話し始めるまで沈黙を保つことが患者の助けになることもある。

4. 非言語的な表現による情報

> **Point** 非言語的な表現からの情報を集める

相手の表情、視線、身体の動き、声の大きさ・スピード、沈黙などの非言語的な表現は、言葉よりも感情の動きを如実に表現していることがあるので注意を払う。

CASE　化学療法への不安

医療者が、化学療法について説明を受けた患者の部屋を訪ねた。化学療法に関する理解度の確認と、治療への意欲や心配事の確認をしたいと考えていた

まず患者に身体の調子について質問すると、饒舌に回答していた。表情もにこやかであった

しかし、「化学療法について、ご心配な点はありませんか？」とたずねると、「大丈夫・・・です・・・」と急に小さな声になって口ごもった。表情も暗くなったように見えた。言葉では言い表しきれない心配があるように感じられた

5. 情報の明確化

> **Point** 回答を得た情報にあいまいな点があれば明らかにする

患者・家族からの回答でわからない点があれば、より詳しく質問して明らかにする。質問に対してわかりやすく回答することは容易ではない。イライラせずに丁寧に聴く。

> **実践**
> 医療者① 「治療が心配」とおっしゃいましたが、具体的には、治療のどんなところが心配ですか？
> 医療者② 今のお話からすると、心配というのは、治療にかかる費用について心配されているということですね？

6. 説明

> **Point** わかりやすく説明する

医学的、社会的情報を説明する際には、専門用語をなるべく使わずに、わかりやすく説明する。話すスピードが速すぎたり、声が小さすぎたり大きすぎたりしないように注意する。

内容の難しさや情報量の多さ、理解力の程度に合わせて、書面を用いた説明や、後で内容を確認できるように書面を渡すことも考慮する。

7. 理解度の確認

> **Point** 理解度を確認する

各種情報を説明した後に、どれだけ理解されているのかを確認する。十分に理解されていない点があれば、再度説明する。くり返し説明する際には、医療者がイライラしないように注意する。

8. 対話の中断

> **Point** 何らかの理由で対話を中断する際には相手に配慮する

急な電話や呼び出しがあれば，相手に詫びてから対話を中断する。長い時間中断する場合には，その理由や再開予定を伝える。あらかじめ電話をマナーモードにするなどの配慮も忘れない。

9. 治療以外の話題

> **Point** 患者と治療以外の話題を取り上げる

入院中の患者は話題が治療に関わることばかりになって，社会から取り残されたような感覚や役割を失ったような感覚を覚えることがある。

気分転換の意味も含めて，治療以外の日常的な話題を取り上げることや，社会的に果たしてきた役割や達成してきたことについても取り上げる。

10. 医療者間の報告・連絡・相談

> **Point** 医療者間の情報交換を密にする

患者に伝えたこと，患者から聴いたこと，患者と約束したことのうち重要なことは医療者間で共有する。情報の共有は患者・家族への細やかな配慮，約束の遵守，誠意，信頼感に影響する。

つらい気持ちに対応する

1. つらい気持ちへの対応

> **Point** つらい気持ちを知る

言葉，表情，状況などから相手がつらい気持ちにあることが推測されるものの，具体的にどのような気持ちであるか明確でない

場合にはたずねる。

> **実践**
> 医療者① 検査のことを考えると怖いでしょうか?
> 医療者② 本当は,治療をやりたくない,というお気持ちですか?
> 医療者③ 今どのようなお気持ちですか?

Point　つらい気持ちの背景を知る

「化学療法の効果が認められなかった」「身の周りのことができなくなった」「再発した」など,つらい気持ちになったきっかけや心配していることなど,患者の気持ちの背景にあるものを知る。

> **実践**
> 医療者① 怖いと感じるようになったのはいつ頃からですか?
> （患者が時期を答えたら）その頃に,何かきっかけになるようなことがありましたか?
> 医療者② 振り返ってみて,これさえなければ抗がん剤治療をするのに,というものがありますか?
> 医療者③ お話をうかがっていますと,再発を伝えられてから,考えていたことがたくさんあるようですね。例えば,どんなことを考えていましたか?

Point　つらい気持ちに共感する

つらい気持ちになったきっかけがわかったら,それらをつなげて伝える。伝える際には,伝える内容と表情の一致,声の高さや大きさ,話すスピード,間などに注意を払う。

共感を状況に応じた言葉で表現することは決して容易ではない。背景がわからない場合でも,気持ちがわかればわかったことを言葉に表して伝える。言葉で表しにくい場合には,沈黙とアイコンタクトを保つといった,非言語的な表現で伝えることもで

きる。

共感は「I feel so」ではなく「You feel so」に例えられる。例えば「再発とわかって（私は）悲しいです」のように，医療者側の個人的な気持ちを伝えるものではない。

> **実践**
>
> 医療者①　抗がん剤治療の効果が認められなくて，がっかりされているのですね
> 医療者②　治療費がかかると家族に迷惑をかけてしまうので，治療をしたくないとお考えなのですね
> 医療者③　再発について聴いてから，これからのことを考えているうちに，心配になってきたのですね

Point　つらい気持ちが自然なものであることを伝える

なかには、「自分だけがつらいと感じているのではないか」「自分はおかしいのではないか」といった心配をする患者がいる。「同じように感じる者がいる」「つらいのは自然である」ことを伝える。

> **実践**
>
> 例①　患者　　治療するかどうかで悩むなんて情けないですね
> 　　　医療者　**同じように悩んでいる方は他にもいらっしゃいます。情けないということは決してありません**
> 例②　患者　　この程度で愚痴を言うなんておかしいですか？
> 　　　医療者　**いいえ。愚痴を言いたくなるぐらい，つらい現実に真正面から向き合っているということであって，おかしいなんてことはないですよ**

2. 医療者自身の気持ちと行動への影響

> **Point** 医療者自身の気持ちに関心を向けつつ行動する

相手とコミュニケーションが難しい場合には、対話をためらって訪室回数が減るといった消極的行動につながり、コミュニケーションがいっそう難しくなることがある。

医療者は自らの気持ちにも関心を向けるとともに、気持ちが行動に影響を及ぼす可能性を心に留めたうえでコミュニケーションをとる。

3. 対応に関わる相談とカンファレンスの開催

> **Point** 難しいケースの場合には他者と検討する

対応に悩むケースがあれば、同僚・上司・担当医への相談や、カンファレンスでの討議を検討する。専門医や臨床心理士などへの相談、カンファレンスへの参加依頼、紹介も視野に入れる。

コミュニケーションを終える

1. 質問や要望の確認

> **Point** 質問、疑問、要望などの有無を確認する

何か困っていること、要望、疑問点、医学的な説明をした場合には質問などの有無を確認する。もしもあれば、丁寧に対応する。相手が回答しやすいように、間に気をつけながらたずねる。

2. 要約

> **Point** 説明や協議をした場合には重要な点を要約する

医学的な説明や各種ケアの方法や内容について話し合った場合には、要点をまとめて伝える。重要事項の強調や理解度の確認が

できる。誤解している点や不明な点が見つかれば対応する。

3. あいさつ

> **Point** 終わりのあいさつをする

あいさつの言葉を交わして終える。

> **実践**
> 失礼します（しました）
> 何かあればコールしてください
> 2時にまた来ますね
> 次回は2月16日にうかがいます

参考文献
1) Buckman R：Communication skills in palliative care, Palliative Care 19：989-1004, 2001.
2) 相川　充：人づきあいの技術〜社会的スキルの心理学〜．サイエンス社，東京，2000.
3) 大庭　章, 吉川栄省：がん患者との基本的なコミュニケーション．腫瘍内科 1：317-321, 2007.
4) 深田博巳：インターパーソナルコミュニケーション．北大路書房，京都，1998.
5) 米国臨床腫瘍学会：ASCO公式カリキュラム〜癌症状緩和の実際〜．1, ヘスコインターナショナル，東京，pp.1-17, 2002.

[大庭　章]

5. 心のケアの考え方
精神心理的苦痛のアセスメント

　前章でも触れたように，ほとんどのがん患者ががんに罹患したことでさまざまな情動を体験する。この体験を総称して，精神心理的苦痛や心理社会的苦痛と呼ばれる。

　がんに対する適応とは，この精神心理的苦痛を何とか乗り越え，がんに関連した人生の出来事をコントロールしようとする試みにほかならない。

　このがんという体験への適応は，単純に一つの出来事ではない。がんの診断から治療，観察期間，再発，積極的治療の中止など一連の出来事への対処の総体である。この体験は，大きくがんや身体に由来する因子（身体症状，精神症状），社会生活に由来する因子，対人関係に由来する因子，患者の生き方や人生観などの価値観に由来する因子に分けることができる。（表1）

表1　精神心理的苦痛の概要

精神医学的問題
- うつ病の診断とマネジメント
- 不安
- せん妄・認知症
- 自殺企図

心理的な諸問題
- 死にゆく人が望むことは
- 患者と家族のコミュニケーション
- 悲嘆の理解とマネジメント
- 家族の問題
- スタッフの燃えつき

実存の問題
- 倫理的問題
- 生命の危機的状況に直面した際の人格の成長，発達
- がんに伴う苦しみへの対応

　このようなさまざまなストレス因子に対処しなければならない患者は，ほぼ全員が何らかの情緒的・心理的な負担を感じ，一部の患者は精神医学的問題を経験する。しかし，適切な支援を受けている患者はわずか数パーセントに過ぎない。

患者が適切な支援を受けていない原因の一つに，医療者が精神医学的問題や心理学的問題をどのように評価してよいかわからず，「患者はつらそう」だけれども「どう対応してよいのかわからない」ために支援ができない問題が指摘されている。

この章を作成した目的は，がん医療に携わる医療従事者だれもが，精神心理的問題に関する基本的な知識をもち，疼痛などの身体症状と同じように扱えるようになることである。

すなわち，がん患者に携わる医師・看護師が，痛みに関する知識をもつのと同じように，せん妄やうつ病を知ってほしい。疼痛にたとえれば，担当医や看護師は頻度の高いがん性疼痛に気づき，診断し，症状を緩和するための技術をもちつつある。しかし，症状緩和が難しい場合には，麻酔科の疼痛専門医にコンサルトをしたり，神経ブロックを依頼したりするだろう。

同じように，担当医・担当看護師は，精神心理的苦痛に対応し，そのなかでも重篤な問題であるせん妄やうつ病に気づき，対応し，必要な場合には精神腫瘍医に相談できるようにお願いしたい。

精神心理的苦痛をアセスメントするうえで注意したいこと

がん患者の精神心理的苦痛を考えるうえでぜひ注意をお願いしたいのは，精神心理的苦痛のなかには，

① 疾病や治療に対する反応である心理社会的苦痛
② 身体疾患（がんや治療）の症状として出てくる精神症状，苦痛への適応の努力が破綻したために出てくる精神症状（医学的な対応，薬物治療を考えなければならない状態）

があることである。

この2つでは対応すべき方法が異なるので注意をしたい。

通常の心理社会的苦痛に対しては，

・担当医の丁寧な面談や心理的サポート
・病棟スタッフの共感に満ちた傾聴，情緒的サポート
・経済的支援（高額医療）や介護保険などの社会保障制度の紹介と利用
・退院支援サービスの利用
・患者教室を通した情報提供，ストレスマネジメント，リラクセーション

の有効性が報告されているし，看護ケアの工夫が熱心に取り組まれている領域でもある。

また，より深く関わる心理社会的介入には，専門看護師や認定看護師によるケースマネジメントも効果的であるし，心理技術職によるエビデンスの確立した心理療法（認知行動療法）も全身状態が安定している患者であれば考えられるであろう。

一方，身体疾患（がん）や薬剤によって生じる精神症状，あるいは心理的苦痛に対して努力をしたものの，残念ながら適応が破綻したために出てくる精神症状がある。これは注意をしないと一見，普通の「不安」や「落ち込み」と思われがちであるが，身体治療や薬物調整が必要であり，傾聴など一般的な心理社会的支援では改善しない。薬物療法を含めた専門的な対応が必要になる。

今，がん医療で問題になっているのは，この精神症状が見落とされることが多く，患者が適切な治療を受けていない点である。一般的にがん患者のうち，20〜40%に何らかの精神医学的な問題があり，このうちの75%の患者が精神医学的な問題を見落とされ，治療を受ける機会を失っていると言われる。

海外のガイドラインではこの問題を下記のように指摘している[1]。

① 抑うつ，不安，せん妄，認知障害など精神科合併症をもった患者・家族に対応する技能をもった医療者を含む多職種チームで対応することが必要である
② いつでも信頼性妥当性の定まった精神医学的評価や心理評価を実施し，記録するべきである
③ 評価は患者のほかに家族にも行う

> **Point**
> 精神心理的苦痛には，
> ① 通常の心理社会的苦痛，② 薬物療法を含めて専門的対応が必要な精神症状，の2つがある
> 患者を悩ます問題を「ストレス」とみるだけではなく，その問題が何か，患者を悩ませている問題を確実に同定し，対応することが求められている

「心のケア」ががん医療において重要であることは論をまたない。ただ，患者のためになる「心のケア」を考えるならば，患者に寄り添う・情緒的サポートだけではなく，必要な場合に適切な治療につなげる質にも注意を向けていきたい。

5. 心のケアの考え方

Don't	患者の苦痛をすべてストレスへの反応ととらえない

Do	苦痛の原因をしっかりとアセスメントする

スクリーニングとアセスメント

　心理社会的苦痛をより広く取り上げるために，スクリーニング（たとえばPHQ-9*，つらさと支障の寒暖計（p.95参照），生活のしやすさの質問票）などが行われる。このようなスクリーニングは全体的な苦痛を抱えていないことを判断するには最適である。

　しかし，抱えている問題が何かを正確に判定することは困難であり，より詳細で包括的なアセスメントを行う必要がある。

---

*PHQ-9　1〜9の項目について，〈全くない，数日，半分以上，ほとんど毎日〉の4段階で答えてもらい，さらにいずれかの項目に1つでもチェックしている場合，仕事や家事，対人関係などでどのくらい困難になっているかをたずねるものである

1. 物事に対してほとんど興味がない，または楽しめない
2. 気分が落ち込む，憂うつになる，または絶望的な気持ちになる
3. 寝つきが悪い，途中で目がさめる，または逆に眠りすぎる
4. 疲れた感じがする，または気力がない
5. あまり食欲がない，または食べ過ぎる
6. 自分はダメな人間だ，人生の敗北者だと気に病む，または，自分自身あるいは家族に申し訳がないと感じる
7. 新聞を読む，またはテレビを観ることなどに集中することが難しい
8. 他人が気づくぐらいに動きや話し方が遅くなる，あるいは反対に，そわそわしたり，落ち着かず，ふだんよりも動き回ることがある
9. 死んだ方がましだ，あるいは自分を何らかの方法で傷つけようと思ったことがある

包括的アセスメントを進める

　精神心理的苦痛の中身は多種多様である。そのなかで問題を見つけるうえで重要なポイントをいくつか示す。

1. 症状に気づくための戦略

あたりまえのことではあるが，患者との会話で必要な言葉は専門用語とは異なる。

患者の前では，疼痛を問う場合に，「ずきんとしないか」とか「ビリビリしたりしないか」とたずねるであろう。これは精神症状をたずねる場合でも同じであり，「あなたは"うつ"であると感じますか？」とたずねるのではなく，**眠れなくてお困りではありませんか？　気分がすっきりしませんか？　最近何をやっても楽しくなくて，どうかしてしまったのではないかと思われたりしませんか？**とたずねていく。

2. 誰がアセスメントをするのか？

このような心理社会的苦痛を患者と話し合うのに，単純で最良の方法というものは残念ながらわかっていない。しかし，臨床上の経験から，信頼するに足り，専門技術と熱意をもった専門家からの問いかけには応じてくれる。患者に最も身近な存在であるプライマリ・チーム（担当医，病棟・外来看護師）は心理社会的苦痛を話し合うのに最適である。

声のかけ方は重要である。とくに患者は，心理社会的苦痛を自ら話すことは少なく，海外の文献になるが患者の3人に1人は医療者側から声をかけてくれることを期待している。

> **Point** アセスメントをする際に気をつけたいこと
>
> ① 患者が言語的にも非言語的にも気負いなく表現できるように配慮をする
> ② 基本的には非指示的に接する
> ③ 患者と協力して問題点をくり返し整理する
> ④ 医療者の価値観を押しつけない
> ⑤ 根拠のない心理的な解釈はしない
> ⑥ 患者の望まない心理的な介入はしない（何でも聴けばよいものではない）
> ⑦ 症状に隠れて見逃しがちな患者・家族の疲労にも配慮をする

Do　医療者の側から積極的にたずねてみよう

> 実践
>
> 医療者① あなたが心配されていることは，病気や治療のことを考えればもっともだと思います。私たちは，あなたが現在心配されている問題（気持ちの問題，家族・家庭の悩み事）に対して何かできることはないかと思っているのです
>
> 医療者② あなたが悩まれているように，病気というものは身体だけではなく，気持ちや仕事のこと，家族のこと，経済的なことなどいろいろな面から負担を生じることがあります。治療をしっかりと進めていくためには，身体だけではなくいろいろな方面にも気配りをしつつ進めることが大事なので，もしもお悩みのことがあれば教えていただけませんか

アセスメントの順序

精神心理的苦痛のアセスメントをする時に，方法はいろいろと考えられるが，解決できる問題を見落とさないことをまず第一に考えて，次のような順番で評価していくことを勧めている（図1, 2）。

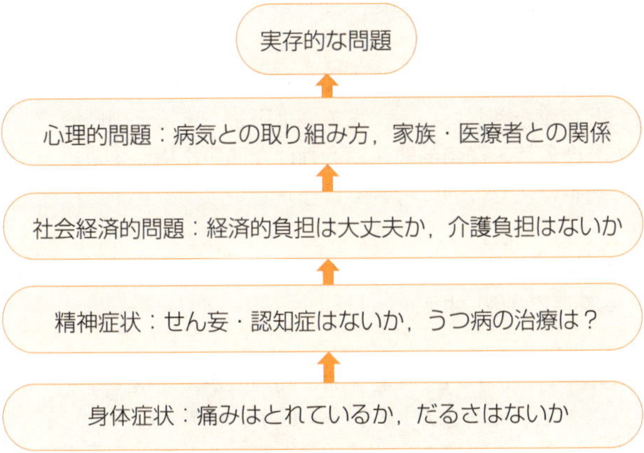

実存的な問題

↑

心理的問題：病気との取り組み方，家族・医療者との関係

↑

社会経済的問題：経済的負担は大丈夫か，介護負担はないか

↑

精神症状：せん妄・認知症はないか，うつ病の治療は？

↑

身体症状：痛みはとれているか，だるさはないか

見落としはないか常に確認を！

図1 精神心理的苦痛の評価の進め方（1）

5. 心のケアの考え方

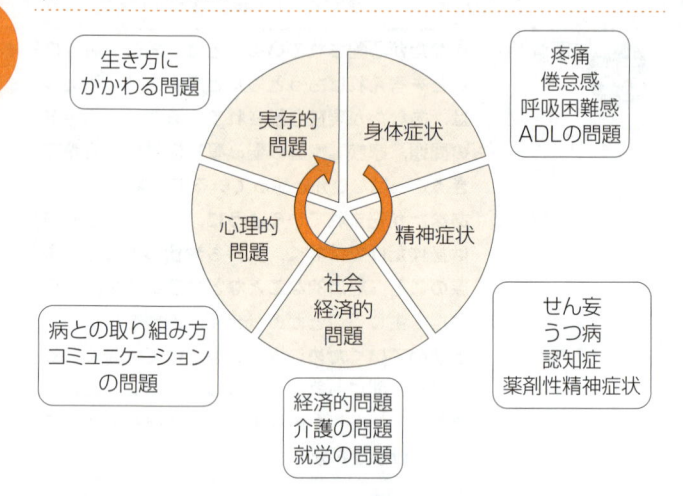

```
生き方に              疼痛
かかわる問題           倦怠感
      実存的   身体症状  呼吸困難感
      問題            ADLの問題
  心理的        精神症状
  問題
病との取り組み方  社会
コミュニケーション 経済的      せん妄
の問題       問題       うつ病
                     認知症
      経済的問題         薬剤性精神症状
      介護の問題
      就労の問題
```

図2　精神心理的苦痛の評価の進め方（2）

　まず最初に考えなければならないのは，その苦痛が身体症状からきているのではないかという点である。身体症状からくる苦痛（疼痛，倦怠感，呼吸困難感など）が緩和できているかどうかを考えて，それが否定できるか，あるいはほとんど症状緩和がなされていると判断できる場合に，はじめて2番目の可能性の精神症状を考える。

　そして精神症状の緩和（せん妄に対する対応，うつ病に対する対応など）がなされている，あるいは否定できると判断して，はじめて社会環境・経済的問題，心理的な問題を検討する。

　この順番は決して逆に考えてはならない。

> **Do**　精神心理的苦痛のアセスメントは，① 身体症状→ ② 精神症状の順序で評価しよう

　「心のケア」というと，「実存的な問題（がんを抱えながらどのように生きていくべきか）」や「スピリチュアルなケア」が全てであるかのような誤解をしばしば持たれることがある。また，「心のケア」というと，「傾聴」や「カウンセリング」など「心理的な問題」を考えるのが専門家であるかのような誤解もあるが，そ

のようなものではない。

「がんの心のケア」はたしかに「不幸にもがんに罹患した患者さんの精神心理的苦痛の緩和に努めることを目標とした」ケアであるが，そのことは「がん患者の苦痛を何よりもまず心理的・実存的な要因から検討する」ことと同義ではない。

「心のケア」もまず「医学的な」アプローチを拠りどころとし，可能な限り身体・精神的苦痛を取り除くことを目的とするからには，**症状を緩和する確実な手段のある身体症状→身体に起因した精神症状→環境因子**の順序に従う。身体症状緩和，身体に起因した精神症状緩和（少なくともどちらも薬物療法など確実な症状緩和の手段をもつ）を確実に果たしてから，心理的な問題，実存的な問題を考える根拠が与えられる。とくに，疼痛を見落とすとか，せん妄を見落とすとか，あってはならない見落としを防ぐ意味でも，この原則は守るほうがよい。

アセスメントに迷ったら，まず身体症状の可能性に立ち戻って，次に精神症状の可能性を検討してやり直す。ともすれば，「心のケア」に熱心な医療従事者のなかには，人の心の奥深くに手を入れたがる悪い癖が出がちである。心理的な問題をできるだけ大きく考えるとか，深層心理とか無意識，防衛機制などの可能性に必要以上にこだわることなどもしがちである。患者の苦痛を少しでもやわらげたいと考えるならば，少なくとも初心のうちは避けたほうがよい。

ほかにも経済的な支援制度や介護保険も制度化されている。少なくとも ADL の低下した患者や在宅を希望する患者，家族への負担を懸念する患者に対して，介護保険の適応を考えないことは許されないことである。

total pain のなかの精神的苦痛との関連

緩和ケアとは，がんを抱えながら生きる人を全人的に支援する取り組みであり，その全人的な要素を 4 つの側面，すなわち身体的，精神的，社会的，スピリチュアルでとらえることはよく言われる

この全人的苦痛，あらゆる面から患者を支えることの重要性は論をまたない。しかし，臨床において total pain に取り組もうとする際に，この包括的なアセスメントをどのように実践すればよいのか，

評価のしかたや進め方に難しい面がある

そのなかでも精神的苦痛といわれるものは, いろいろな領域の問題が混在している。total pain の概念が提唱された 60 年代と現在では, 精神医学の発展もあるし, 精神腫瘍学の検討も進んでいる。

とくに指摘したいのは,

① 従来は不穏とか混乱として, 医学的な対応が困難であった症状からせん妄という意識障害が認識され, 医学的な対応が考えられるようになった点
② がん患者の落ち込みについても, うつ病として薬物療法が有効であることが確認された点
③ 抗がん治療の進歩とともに薬剤の使用方法も高度になった結果, 薬剤性の精神症状も無視できなくなった点 (たとえば, インターフェロンによるうつ状態・自殺企図, 制吐剤や抗精神病薬によるアカシジア, 過鎮静など)

である

このような問題点をふまえて臨床に取り組むうえで注意をしたいのは, 精神的苦痛のなかには,

① 心理的問題:病との取り組み方, コミュニケーションの問題など情緒的サポート, 心理的支援の対象となる問題
② 精神症状:せん妄やうつ病など身体疾患が基となっている症状で, 薬物療法など治療による対応 (精神医学的介入) が必要となる問題

の 2 つを明確に意識して対応することである

この 2 つは同じように心理的苦痛としてとらえられがちであるが, 精神症状に関しては薬物療法という手段により症状緩和が図れる可能性があり, 前者とはいったん別物として整理をしたほうがわかりやすいだろう

精神症状の評価

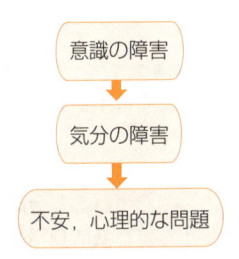

図3 精神症状の考え方
（文献2）より改変）

精神症状のアセスメント1 〈意識障害の評価〉

精神症状の評価は，まず意識障害の有無の判断から考える。これは，意識があらゆる精神活動の基盤になっているからである。意識障害があると，意識がくもり，注意が続かなくなる（傾眠）だけではなく，精神活動の内容も乱れ，幻視や妄想，抑うつや不安などあらゆる症状が出現する。

精神症状の評価というと，患者の様子を見てそわそわしているから不安だと評価するようにとらえる誤解がある。たとえ表面的に「不安」に見えていても，意識障害（せん妄）の症状である場合があるので，安易に考えないようにしたい。

せん妄に気づくための注意

せん妄は意識水準の変化と注意力障害が出現し，短時間で大きく変動する。典型的なせん妄は，日中は比較的意識レベルが安定しているが，夕方あたりから会話のつじつまが合わなくなり，行動にまとまりがなくなり，徘徊や失禁，興奮，転倒・転落などを起こすことを，日々くり返す。症状には，次のようなものがあげられる。

・注意力障害：会話のつじつまがあわない，話題がそれていく
・睡眠覚醒リズムの障害：昼夜逆転（昼間寝ていて，夜になると活動

> が活発になる傾向が出る）
> ・幻視

　せん妄患者がしばしば点滴やカテーテルを抜いてしまうのは，自分の状況が理解できないために不快なものを取り除くためと考えられる。

　またせん妄患者のなかには，活動がなく一見静かに過ごしているように見えるが，起こしてたずねると会話が全くまとまらないことも多い。このようなせん妄を低活動型せん妄という。低活動型せん妄は目に見える形で問題が出にくいため，高頻度で見落とされている。

　軽いせん妄の場合，不安だけが前面に出ることがしばしばあるので注意をしたい。高齢者で夕方ごろより，何となくそわそわとして困った様子でいることがある。その落ち着かない様子だけを見て，「不安」と判断してはならない。会話にまとまりがなければ，せん妄の一症状として対応する。一般臨床において，「そわそわしているから不安」だとして抗不安薬を内服させ，せん妄を増悪させる事例が多いのでぜひ注意をしたい。

精神症状のアセスメント2 〈気分障害の評価〉

　意識障害の次に考えるのが，気分障害（うつ病）の評価である。思考の障害や不安に関する問題よりも気分の変動を先に評価するのは，気分の変動が思考や感情（不安のように，短時間で変動するもの）に影響するからである。

> **Point** プライマリ・チームが何らかの心理社会的苦痛，とくに「落ち込んだ様子」に気づいたときは次の2点を判断する
> ① まず，単に気分が落ち込んでいるだけなのか
> ② ほかのいくつかの症状を伴っていて，うつ病性障害として考えたほうがよいのか

　うつ状態はがん患者の約30%に認められるが，高い割合で見落とされている。見落とされる理由として，「がんになったのだから落ち込むのはあたりまえ」と心理的に解釈してしまい，うつ

5. 心のケアの考え方 ● 47

状態・うつ病のアセスメントを受けられない点にある。

がん患者であっても大半の患者はうつ病にならずに過ごしており，安易に決めつけがちなことには注意を払いたい。

> **Don't** がんになったから，みな落ち込んで当然，歩けないから死にたいと思うのも当然，と安易に決めつけない
> 安易な心理的解釈はうつ病を見落とす典型例である

言葉の注意「うつ」

「うつ」という言葉は漠然としているので，その意味に注意する

「うつ」→ ① 正常な範囲の気分の落ち込み
➡ ② 症状としてのうつ：うつ症状：落ち込んだ気分を指す
　　③ いくつかの身体症状・精神症状と合わさって出ており，症候として考える：うつ状態

プライマリ・チームがうつ病に気づくための戦略

気持ちや感情の問題を，医療者の側から積極的にたずねることが重要である。

> **実践** 気分が落ち込んだり，元気が出ない，憂うつだとか感じますか？
> 楽しめていたことが楽しめないことはありませんか？

> **Point** がん患者のうつ状態は見逃されやすい
> 見逃す理由として次の問題が指摘されている
> ① がんという疾患が深刻なため，医療者が患者がうつ状態にあっても当然だと誤解をしている
> ② うつ状態に伴う身体症状が非特異的であり，がん自体の症状，治療による有害事象と区別がしにくい
> ③ うつ状態を見つけてもどうしてよいかわからないため，積極的に見つけようとしない

48 ● 5. 心のケアの考え方

　患者も，身体の治療中であることから，精神症状（抑うつ気分や意欲の低下）に気がつかないことも多いし，気持ちの問題を医療者に話してもしかたがないと思っていることも多い。丁寧に気持ちの問題についてもふれることが大事である。

　もしも気分の落ち込みが疑われるようであれば，うつ状態に関連するほかの症状も評価する。とくに，食欲（ご飯がおいしく食べられるか），不眠（夜半に目が覚めてしまうか，熟眠感があるかどうか）について丁寧にたずねる。治療中であれば，身体症状はとくにたずねやすいであろう。

> **Point** 患者にたずねて，次の場合があるときにはうつ病を疑い，早めに対応を検討する
> ① 気分の落ち込みがある程度の期間続く場合（たとえば2週間以上）
> ②「死にたい」「消えてなくなりたい」「殺してほしい」など自殺を強く考えているような緊急の対応が必要な場合
> 　とくに不安，焦燥感が強い不眠の場合は注意が必要
> ③ 食欲不振や不眠，倦怠感が著しく，患者の日常生活の支障が強い場合

精神症状のアセスメント3　〈不安〉

　「不安」という言葉も，あたりまえのように使われる反面，さまざまな意味が混じるため，混乱を生じている。
　「うつ」にもいろいろなレベルがあるように，不安についてもレベルがある。

> 不安 ➡ ① 病的な要素のない不安（正常な不安）
> 　　　② 病的な不安
> 　　　③ ほかの症状を伴った症候としての不安：不安症状

　また，不安は身体症状でもある。臨床でしばしば経験するのは，患者が「不安ではない」と否定しても，身体症状として自律神経症状を呈している場合である。

> **Point** **不安に伴う身体症状**
>
> 下記の症状は交感神経系の緊張による自律神経症状であり,このような身体症状があれば症候としての不安症状を疑う
> - 不眠(とくに入眠困難,中途覚醒)
> - 筋緊張,いらいら,落ち着かない
> - 発汗・手足の異常な冷え
> - 動悸,心悸亢進
> - 身震い・手の震え
> - 悪心・嘔吐
> - 胸部圧迫感
> - 呼吸困難感(とくに息が吸えない,空気が薄くなったように感じるなどの訴えが多い)
> - 窒息感

代表的な症状にパニック発作がある。パニック発作は上記の自律神経症状に加えて,
- コントロールの効かない恐怖
- このまま死ぬのではないかと感じるほどの恐怖

が急激に出現する症状である。

パニック発作はうつ病や不安障害などの患者にも認められる。

病的な不安や不安症状を評価するためには,まず自律神経症状に伴う身体症状を評価することから始める。

評価する症状	① 不眠,疲労感,頭痛 ② 緊張してこわばっている ③ 集中できない ④ いらいらしている,ちょっとしたことでも反応する易刺激性 ⑤ 怒りっぽい ⑥ じっと座っていられない

> **実践**
> あれこれと心配事が頭のなかをめぐっていて，どうにもならないような感じがありますか？
> 心配事を頭のなかから追い払うことができますか？

> **実践** パニック発作に関しては
> 急にドキドキしたり，胸が押さえつけられるようになり息苦しくなったりしたことはありませんか？
> 急に息苦しくなって，このまま死んでしまうのではないかと怖くなったことはありませんか？
> そのような発作が起きたとき，どんな気持ちになりましたか？
> また同じような発作が起きたらどうしよう，と心配になりませんか？

　もしも不安症状がありそうな場合には，もう一度うつ病がないかを疑う。というのも，うつ病には抑うつ気分に加えて，不安症状が重なることが非常に多いからである。

社会経済的問題

　心理的問題や対人関係の問題と切り離せないものに，治療にかかる費用の問題や患者をとりまく家族や仕事の問題がある。患者が家族に気遣い，遠慮をしてしまうということを問題にしていても，介護保険を導入して家族の負担を軽減することで解決可能な場合もある。介護保険など利用できる社会資源を導入して解決できる問題であれば，まずこれを優先する。

> **Do** 心理的問題を扱う前に，次の2点を確認しよう
> ① 経済的負担を減らす手段はとっているのか
> ② 家族の介護負担を減らす手段は使われているのか

心理的問題

身体症状と精神症状，社会経済的問題など，ある程度解決の道筋の立ちやすい問題を解決したうえで，心理的な問題を考える。

心理的な問題とは，疾患や治療との向き合い方，患者をとりまく対人関係などの問題である。

そのなかには，

- がんという病とどのように取り組むのか
- 家族とのコミュニケーションの問題
- 担当医や病棟とのコミュニケーションの問題
- 仕事や学校との両立をどのようにするのか

などがあげられる。

とくに注意をしたいのは，医療者と患者，家族と患者とのコミュニケーションがうまくいっているかどうか，確認をすることである。

たとえば，積極的な治療を拒否した患者がいたとする。その場合に，「経済的な負担が大きいから」とか「家族に迷惑がかかるから」などの理由を述べるかもしれない。しかし，経済的な問題や家族との関係を問題にする前に，まず担当医から患者に対して病状や治療方法が正確に伝わっているかどうかを確認したい。ともすれば，情報が正確に伝わっていないために，そのような反応を示している場合もあるからである。

> **Do** 心理的問題を考える前に，次の2点を確認しよう
> ① 適切な理解を患者はしているのか
> ② 適切なコミュニケーションがとられているのか

心理的問題は非常に個別性が高い。また，身体症状や精神症状が落ち着けば，患者自ら解決できることも多い。

まずは，支持的に接し，要望があれば情報提供を含めて積極的に支援するのがよいだろう。

実存的問題

身体・精神症状,社会的問題,対人関係など,個別に対応を積み重ねてもなお残る問題のなかには,

・実存的な問題
・危機的な問題を抱えるなかでの人間の成長

などが考えられ,これは実存的な問題やいわゆるスピリチュアルな問題としてセンセーショナルに取り上げられることがある。

しかしこの問題は非常に難しく,また患者の心の奥深くの問題でもある。スピリチュアルな問題の背景には,文化的な要因も大きい。たとえば,スピリチュアル・ペインは関係性が問題とされるが,欧米の文化では目に見えないものとの関係や真理との関係は直接把握できないために,人間関係や出来事との関係を検討する文化があることも考えなければならない。日本の文化をふまえた検討も望まれる。

医療者が注意をしたいのは,疼痛やせん妄など,確実に解決が可能な苦痛を見落として,あたかも「実存的な問題」と誤解することである。実存的な問題を考えるにしても,その前に解決できる問題を見落としていないか,もう一度振り返ってほしい。

また,医療者にはどうしてもおせっかいになりがちな悪い癖がある。医療者ののぞき見趣味で心の奥ひだに手を入れるのは,患者にとって侵襲以外の何ものでもない。「患者が望まないことはしない」,この原則は心に刻んでおきたい。

文献
1) National Consensus Project for Quality Palliative Care, Clinical Practice Guidelines for Quality Palliative Care, Second Edition, 2009.
http://www.nationalconsensusproject.org/guideline.pdf
2) 古川壽亮,神庭重信編:精神科診察診断学,医学書院,東京,2003.

[小川朝生]

6. 精神症状の基本

精神症状とは

　精神症状とは文字どおり，精神機能の変調に基づいて発現してくるさまざまな症状のことを指している。精神機能に含まれる代表的なものが，気分・感情，知覚，記憶，知能，意欲，思考であり，これら精神機能全般を支える基礎となっているものが意識である（図1）。

1. 意識とは何か？

　意識が清明であるということは，自己と外界の状況を正しく認識できている状態を言う[1]。しかし，意識というものを直接的に体験することがないため，意識について明示的に表現することは難しい。したがって，自己のおかれた状態や外界の状態を認識する機能，つまり認知機能を観察あるいは評価することによって意識状態を知ることができるのである。

　意識が混濁した状態では，精神活動が不明瞭になり，その結果，精神機能の変調としてさまざまな症状がみられる。がん患者に頻度の高い精神症状の一つとしてせん妄があげられるが，せん妄の

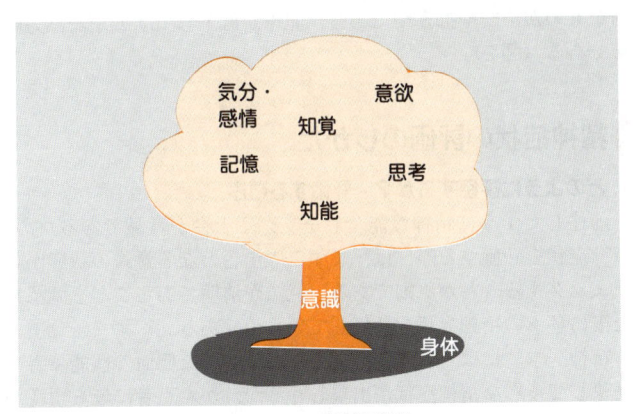

図1　ヒトの精神機能

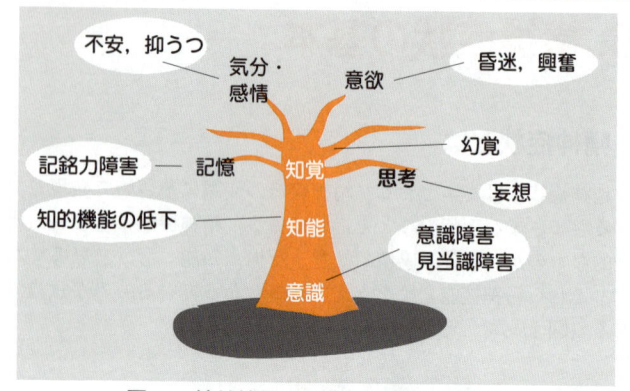

図2 精神機能の障害と代表的な症状

本態は意識障害であるため,せん妄の患者には意識が障害された結果の症状として,見当識の障害や注意集中力の低下などがみられ,併せて知覚機能が障害された結果として錯覚や幻視などが発現するのである.

2. 精神症状

精神機能に含まれる気分・感情,知覚,記憶,知能,意欲,思考が変調をきたすことによってさまざまな精神症状が出現する.例えば,気分・感情面の機能が障害された場合の症状として代表的なものが不安や抑うつであり,記憶が低下した状態が記銘力障害である(図2).

精神症状の評価のしかた

1. どのように評価するか?‐評価する順序

前述したように精神機能全般を支える土台が意識であるため,精神症状を評価する際には,まずこの土台となる意識の状態からチェックすることが原則である.意識が清明であることを確認した後に各々の精神症状を評価していくのである.

精神医学的には,前述したようにさまざまな側面の機能障害を反映して多彩な精神症状が出現しうるが,がん患者に最も頻度が高いのは気分・感情面の症状である.

ところで，感情とは，主観的に体験している気持ちの状態（情緒）の表現のことを指し，一般的な感情の例としては「悲しみ」「喜び」「怒り」などがあげられる。気分とは，比較的弱い持続的な感情状態を指し，このなかに「抑うつ」「不安」などが含まれる。実際的には，感情と気分を明確に区別できるわけではないが，その相違点は，主として持続期間にあり，感情が変動に富む情緒の「天気」の変化を意味するのに対して，気分はもっと広範で持続的な情緒の「気候」を意味しているとされる[1]。

　これらをがん医療の現場にあてはめてみると，治癒を望めないがんの診断告知や治療に効果がなかったなどのいわゆる悪い知らせ（bad news）の直後に問題となるのは「感情」であり，それらの感情が若干形を変えながらも持続した状態で続くようになった場合が「気分」と言える。本章では，がん患者で問題となることが多い，気分としての不安と抑うつ症状の評価の実際について概説する。

> **Point** 精神症状を評価する際には，まず意識の状態からチェックする

2. 不安，抑うつとは

　不安とは，漠然とした未分化な恐れの感情およびその状態が続く状態を指す（恐怖とは，明確な対象に対する持続的な恐れを指す）。不安が発現しやすい状況は，不確実な脅威に直面した際である。抑うつとは，一般的に，正常範囲を超えた悲しみが続く状態を指す。抑うつが発現しやすい最大の状況は喪失を体験した際である。

　不安，抑うつの表現型は実は多彩であり，不安状態にも抑うつ状態にも，同時に身体的な症状表出が存在する（**表1**）。例えば，不安状態には多彩な自律神経症状が随伴する可能性があり，「身体的不安」としての，動悸，息苦しさ，口渇，手足の震え，発汗，頻尿などの存在はよく知られている。一方，抑うつ状態でも，倦怠感や食欲不振などが高頻度にみられる。

　実際的には患者自身が，自分の気持ちの状態を「不安だ」「気分が沈んで憂うつだ」といった具体的な言葉で明確に表現できるような形で明瞭に経験しているわけではなく，前述の身体状態や

表1 不安・抑うつの症状

	定義	発現しやすい臨床状況	随伴する身体症状
不安	漠然とした未分化な恐れの感情が続く状態	不確実な脅威への直面（情報不足など）	息苦しさ，胸の圧迫感，動悸，口渇，嘔気，胃部の不快感，下痢，頻尿，めまい，肩こり，発汗，振るえ，頭痛，不眠
抑うつ	正常範囲を超えた悲しみが続く状態	喪失あるいは喪失の予期（病状が進行した際など）	倦怠感，疲労感，食欲低下，頭重感，不眠，便秘，集中力の低下，性欲低下など

その他の随伴したさまざまな症状を伴い，漠然とした状態で苦痛な気分を経験していることが多い．したがって不安，抑うつを評価する際には，これら身体的症状も併せて評価することが重要であり，また実際の臨床上でも，身体症状の存在がこれらの状態の評価を行う際の手がかりとなることも多い．

> **Do** 不安，抑うつを評価する際には，身体的症状も併せて評価する

3. 不安，抑うつの評価の実際

次に患者の不安や抑うつを実際に評価する具体的な方法について概説する．これには大きく2つのポイントがある．

その1つが，患者に対するアプローチのしかたであり，これには，患者に気分のことを話しやすい雰囲気や場を提供することなどが含まれる．そもそも気分というものは極めてプライベートな体験であり，それを話すということは自己の内面の開示でもあるため，患者と医療者との信頼関係の存在を大前提にしながら，気持ちについて話しやすいような自然な面接の流れをつくることや，プライバシーが保たれた場所を設定することも重要になってくる．担当している医療スタッフであっても，ふだん気持ちのことについて話し合ったりしたことがない状況下で，突然気持ちのことに

> **実践** 不安，抑うつのたずね方
>
> ●**気持ちについてたずねるための準備**
> 気持ちのことでつらく感じたりすることがあれば，遠慮なくお話しください
> 皆さんによりよいケアをさせていただくために，気持ちのことについても時々おたずねします
>
> ●**不安のたずね方**
> 心配や不安な気持ちが続いていませんか？
> いつもストレスを感じているような状態が続いていませんか？
> 急に怖くなったり，不安になったり，落ち着かなくなるようなことがありますか？
>
> ●**抑うつのたずね方**
> 気持ちがふさいだ状態が続いていませんか？
> 以前楽しめていたことに興味が持てなくなったりしていませんか？

ついてたずねられると，患者がとまどってしまうこともある。

したがって，ふだんから（できれば初対面の時から）気持ちのことについて話してもよいことを患者自身に伝えたり，ケアの一貫として気持ちのことをたずねることがあることなどを，あらかじめ伝えておくとよい。

また実際にたずねるときにも，全般的な調子などごく一般的な質問から始め（ex **いかがですか？**），話題にしやすい睡眠や食欲などについてたずね（ex **よくお休みになれていますか？ 食欲はふだんと変わりなくありますか？**），徐々に気分について質問していく方法が，患者にとっては受け入れやすい。

もう1つのポイントは，気分についてたずねる際の具体的な質問方法や評価尺度の使用方法など，評価のしかたについての事項である。ふだんのケアのなかで，自然に気持ちのことについてたずねるのはなかなか容易ではないため，自分のスタイルにあった言葉のかけ方を日頃から意識して使い慣れておきたい。

上記に，実践として具体的な言葉がけの例をいくつか示した。ここで注意しておきたいのは'抑うつ'である。「抑うつ＝落ち

表2　がん患者の抑うつ，不安の自己記入式測定法

測定法	本来の目的	全体の項目数 （抑うつ，不安の項目数）
つらさと支障の寒暖計[3]	がん患者の不安，抑うつのスクリーニング	2
HADS[4]	身体疾患患者の不安，抑うつのスクリーニング	14 （抑うつ7，不安7）
POMS[6]	各種気分の状態評価	65 （抑うつ-落ち込み15，緊張-不安9）
EPDS[7]	産後うつ病のスクリーニング[7]	10
BDI-II[8]	うつ病患者の重症度の評価	21
CES-D[9]	一般人口におけるうつ病のスクリーニング	20
STAI[10]	人格特性としての不安へのなりやすさの評価とある時点での不安状態の評価	40 （特性不安20，状態不安20）

HADS：Hospital Anxiety and Depression Scale
POMS：Profile of Mood States
EPDS：Edinburgh Postnatal Depression Scale

込み，憂うつ気分」と考えがちであるが，患者によっては'落ち込み''憂うつ'などといった言葉がぴんとこない者も多く，むしろ，'興味や喜びの低下'の方が抑うつのスクリーニングとして有効な場合もあることである[2]。

したがって，「気持ちがふさいだ状態が続いていませんか？」，「落ち込んだり，憂うつな状態が続いていませんか」といった質問に対して「いいえ」あるいは「とくにそんなことはありません」と答える患者に対しても，ぜひ，「以前楽しめていたことに興味

特記事項
わが国のがん患者に対しての有用性が示されている
身体疾患患者への使用を想定し,身体症状項目が含まれていない 日本人のがん患者に対する使用に際しての標準化が行われている[5]
抑うつ,不安,活気,怒り-敵意,疲労,混乱の測定が可能 気分全体を示す総合指標として,Total Mood Disturbance も測定可能
産褥期の身体症状によって影響を受けないように身体症状項目を含んでいない 欧米では緩和ケアにおける抑うつのスクリーニングとしても使用されている
抑うつ症状の身体的-感情的側面と認知的側面の2因子構造モデルからなる
米国国立精神衛生研究所(NIMH)が開発した疫学研究用の尺度
不安へのなりやすさを示す特性不安とその時点での不安の程度を示す状態不安を測定可能

BDI-II:Beck Depression Inventory-II
CES-D:Center for Epidemiologic Studies Depression Scale
STAI:State Trait Anxiety Scale

が持てなくなったりしていませんか?」「楽しめることはありますか?」といった質問を行いたい。

　次に,質問紙を利用した評価方法について述べる。不安や抑うつを評価するための質問紙は数多く存在するが,わが国のがん患者に施行可能なものの一部を表2にまとめた。一言で質問紙といっても,その目的によって開発経緯が異なるため(例えば,スクリーニングが目的のものと重症度評価が目的のものでは自ずと含まれる項目やスコアリングが異なる),実際の使用にあたって

は各質問紙の特性や限界をよくわきまえて使用する必要がある。また，いかなる質問紙であっても，うつ病や不安障害などを「診断」することはできないことも知っておきたい。

Do ふだんから（できれば初対面の時から）気持ちのことについて話してもよいことを，患者自身に伝えておこう

Point 気持ちについてたずねる前に，まず全般的な調子，睡眠や食欲などについてたずねよう

文献
1) 古川壽亮，神庭重信：精神科診察診断学；エビデンスからナラティブへ．東京，医学書院，2003.
2) Akechi T, Okuyama T, Sugawara Y, et al：Screening for depression in terminally ill cancer patients in Japan. J Pain Symptom Manage 31：5-12, 2006.
3) Akizuki N, Yamawaki S, Akechi T, et al：Development of an Impact Thermometer for use in combination with the Distress Thermometer as a brief screening tool for adjustment disorders and/or major depression in cancer patients. J Pain Symptom Manage 29：91-99, 2005.
4) 北村俊則：Hospital Anxiety and Depression Scale（HAD 尺度）．精神科診断学 4：371-372, 1993.
5) Kugaya A, Akechi T, Okuyama T, et al：Screening for psychological distress in Japanese cancer patients. Jpn J Clin Oncol 28：333-338, 1998.
6) 横山和仁，荒記俊一，川上憲人，他：POMS（感情プロフィール検査）日本語版の作成と信頼性および妥当性の検討．日本公衆衛生誌 37：913-917, 1990.
7) 岡野禎治，村田真理子，増地聡子，他：日本版エジンバラ産後うつ病自己評価票（EPDS）の信頼性と妥当性．精神科診断学 7：525-533, 1996.
8) 小嶋雅代，古川壽亮：日本版 BDI-II 手引き．日本文化科学社，東京，2003.
9) 島 悟，鹿野達男，北村俊則，他：新しい抑うつ性自己評価尺度について．精神医学 27：717-723, 1985.
10) 中里克治，水口公信：新しい不安尺度 STAI 日本語版の作成 - 女性を対象とした成績．心身医学 22：108-112, 1982.

[明智龍男]

7. せん妄への対応

せん妄の症状（とくに不眠や興奮，幻視）は，患者，家族，医療スタッフに強い苦痛と負担を強いるが，「寝ぼけ」と誤解されて，放置されていることが多い。

せん妄は，患者にとっても「苦痛」な体験である。医療スタッフは，患者から苦痛の訴えがないので，「患者は苦しんでいない」と誤解していることが多い。

がんという病気があるからせん妄を治療する意味がないとの誤解がしばしばあるが，がん治療にともなうせん妄は，適切な対応をとることで症状の改善を図ることができる。

せん妄とは何か

せん妄は，脳の器質的な脆弱性のうえに，脱水や感染，薬物など身体負荷が加わったために，脳活動が破綻した状態である。すなわち，せん妄は特殊な意識障害であり，せん妄のケアには意識障害に対する治療とケアが求められる。

> **Point**
> せん妄は身体因子を原因とする脳機能障害である
> せん妄の治療は意識障害（注意障害）の治療である

> **Don't**　せん妄を「寝ぼけ」として放置しない
> 　　　　せん妄を見逃さない。「不安」として心理的ケアのみで放置されていることが多いので注意をしたい

多彩な症状にまどわされないこと

せん妄は，幻視や妄想，興奮などの華々しい精神症状から，一見するとそわそわとしていて普通の不安として見過ごしてしまうような症状までさまざまである

臨床現場では，せん妄をストレス性の精神症状や性格などと誤解していることがある。しかしせん妄は，あくまでも身体因子により生じる脳機能障害であり，身体的な治療が必要な病態である

> **Don't** よくある誤解
> ・妄想を言わないのでせん妄ではない
> ・不安そうにしているのでせん妄ではない

せん妄の症状の出方

せん妄は脳の活動の根底をなす意識が障害される病態である。脳機能はいくつかのレベルにまとめると考えやすい（図1）。

日常生活を営む裏では，脳が正常に機能し（意識が清明），気分が正常で（大まかな外界の様子を正確に判断できる），思考・判断が正しくでき（思考能力が正常），脳が環境とうまくやりとりできて，生活を送っている。

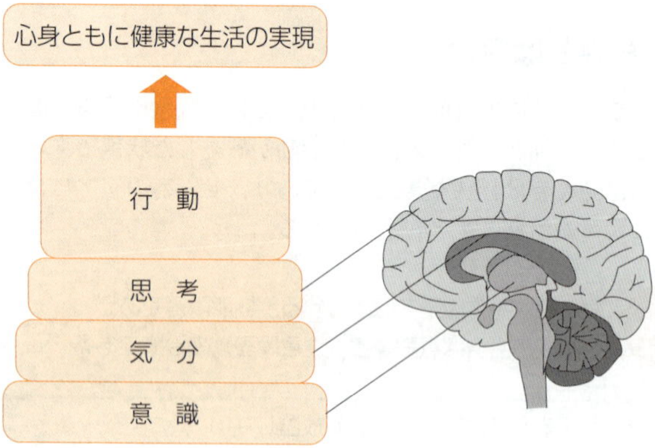

図1　脳機能のレベル

せん妄とは，気分や思考が正常に働く前提となる意識が障害された状態である。そのため，せん妄では，以下のさまざまな症状が出現する。

意識障害の症状：注意力の障害，睡眠覚醒リズムの障害
気分の障害：気分の易変動，易怒性
思考の障害：幻覚，妄想
行動の障害：点滴抜去などの問題行動

> **Point** せん妄は特殊な意識障害であり，気分の変動や不安など，多彩な精神症状をもたらす

> **Don't** 「不安そうな様子」だからといって，意識レベルを評価せずに「(精神的)不安」として対応するのが，典型的なせん妄の見落とし方である．注意をしたい

せん妄の診断

代表的な診断基準である DSM-5 のせん妄の診断基準を示す．

A 注意の障害（すなわち，注意の方向づけ，集中，維持，転換する能力の低下）および意識の障害（環境に対する見当識の低下）
B その障害は短期間のうちに出現し（通常数時間～数日），もととなる注意および意識水準からの変化を示し，さらに1日の経過中で重症度が変動する傾向がある
C さらに認知の障害を伴う（例：記憶欠損，失見当識，言語，視空間認知，知覚）
D 基準AおよびCに示す障害は，他の既存の，確定した，または進行中の神経認知障害ではうまく説明されないし，昏睡のような覚醒水準の著しい低下という状況下で起こるものではない

（文献 1) より）

代表的な症状を下記に示す．

1) 睡眠覚醒リズムの障害：昼夜逆転，夜間不眠
2) 注意力の障害：きょろきょろと落ち着かずに目がおよぐ，会話のつじつまがあわない
3) 見当識障害：時間を間違える：夜中を朝と間違える 　　　　　　　場所を間違える：病院を家と間違える 　　　　　　　人物を間違える：家族の顔がわからない，スタッフを家族と間違えて話しかける
4) 情動反応：不安，恐怖，怒り，多幸的など　場にそぐわないことが多い
5) 幻覚：幻視が多い

> **参考**
>
> せん妄の診断基準は前出の DSM-5 が有名であるが，実践で使うのには煩雑であるという欠点がある。臨床においては，下のような Confusion Assessment Method（CAM）のほうが使いやすい
>
> > Confusion Assessment Method (CAM)
> > ① 急性発症と症状の動揺
> > ② 注意力の欠如
> > ③ 思考の散乱
> > ④ 意識レベルの変化
>
> ①，②は必須項目。これに加えて③または④のいずれかを満たせばせん妄状態と判断する

せん妄の重症度を評価する尺度として以下のものがある。

> ① Delirium Rating Scale (DRS)
> ② Memorial Delirium Assessment Scale (MDAS)

また，認知機能評価のスクリーニングとして

> ③ Mini-Mental State Examination 日本語版 (MMSE-J)

があり，せん妄を疑う場合にスクリーニングに用いられる。

せん妄の頻度

一般の総合病院においては入院患者の 20 〜 30% に認められ，進行・終末期になるに従って頻度は上昇する。とくに予後が1週間を切る段階では，患者のおよそ 85% がせん妄状態を呈する[2]。

せん妄で何が問題になるのか

せん妄の影響	原因となる症状
① せん妄の症状自体が与える苦痛 ② 家族とのコミュニケーションが困難になる	→不安，幻視，妄想，見当識の障害
③ 危険行動と事故の原因（ルート・カテーテル自己抜去，転倒・転落） ④ アドヒアランスの低下 ⑤ 症状評価が困難になる，対応が遅れ合併症が増加する・生命予後が悪化 ⑥ 治療選択など患者の意思決定能力が障害される ⑦ 医療スタッフの疲弊 ⑧ 入院の長期化	→注意力の低下，判断力の低下

せん妄はあらゆる面に大きな影響を与える。とくに見落とさないでほしいことは，せん妄が患者・家族に強い苦痛を与える点である。せん妄状態では患者は，

① 周囲とのコミュニケーションがうまくとれない
② そのため患者が困っていること，伝えたいことを周りに伝えられない
③ せん妄自体の（自分がどこにいて，何をしているのかつかめない）体験も，非常に恐ろしい体験である

などの苦痛を体験している。

せん妄自体の苦痛を取り，周りとコミュニケーションがとれるように支えることが，せん妄のケアになる。

Point 患者・家族にとってせん妄は苦痛を強いる体験である。「言わない」から「困っていない」のではない

せん妄の原因

せん妄の要因は大きく3つ, すなわち

①	準備因子	脳自身に機能低下を生じやすい状態が用意されている
②	誘発因子	直接せん妄を生じはしないものの, 脳に負荷をかけ, 機能的な破綻を誘導する
③	直接原因	直接脳の機能的な破綻を引き起こした

に分けて検討する (図2, 表2)。

準備因子:70歳以上, 脳器質疾患, 認知症

誘発因子
過少・過剰な感覚刺激
睡眠障害
強制的安静臥床

直接原因:薬物, 代謝性障害, 敗血症, 呼吸障害

せん妄

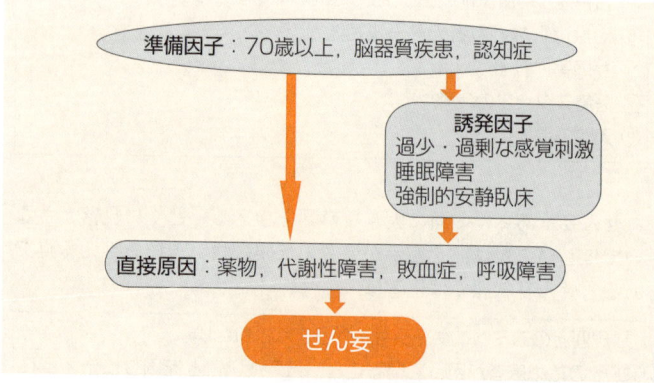

図2 せん妄の要因

終末期がん患者の場合, 複数 (平均3つ) の要因がせん妄に関係しているといわれる[3]。

どうしてせん妄の原因を詳細に検討するのか？

終末期に出現したせん妄でも, 原因治療を行うことで症状の改善を図ることが可能であるからである。たとえば, 終末期のせん妄の原因に関する報告では, 原因として薬剤 (オピオイド), 脱水, 代謝異常, 呼吸器感染による低酸素脳症が高頻度に認められる

そのうち, オピオイドや脱水, 高Ca血症は適切に対処することで回復が期待できる

表2 せん妄のリスクファクター

	因子	
準備因子 脳自身に機能低下を生じやすい状態が用意されている	年齢	高齢なほど生じやすい（とくに70歳以上はリスクが高い）
	脳の器質的な障害	認知症の既往 脳血管障害の既往 高血圧
誘発因子 直接せん妄を生じはしないものの，脳に負荷をかけ，機能的な破綻を誘導する	感覚障害	聴力障害，視力障害（白内障）
	睡眠覚醒リズムの障害	夜間に覚醒を促す処置（24時間の点滴）
	コントロールされていない身体症状	疼痛，呼吸困難，便秘，排尿障害
直接原因	腫瘍による脳機能の直接障害	脳転移，がん性髄膜炎
	電解質異常	脱水，高Ca血症，低Na血症
	代謝性障害	低血糖，肝性脳症，ビタミンB欠乏
	感染症	
	循環障害	貧血，低酸素血症
	薬剤	オピオイド，ベンゾジアゼピン系薬剤(抗不安薬,睡眠導入薬)，抗うつ薬，ステロイド，抗ヒスタミン薬

せん妄の経過

がんがあるからせん妄は治らないとの誤解が多い。

終末期でも適切な対応をとることにより，約50%の患者は回復する。予後が数日に迫った時期でさえも，適切な症状緩和を図ることはできる。常にせん妄の有無，重症度を必ず評価し，治療目標とすりあわせながら対応を進めなければならない[4]。

せん妄への対応

　くり返しになるが、せん妄は身体負荷に発した脳機能障害である。せん妄の治療の原則は、負荷となっている身体因子を同定し除去することにある。したがってせん妄を疑う場合には、経過を振り返ると同時に、身体所見・検査所見を得て、投薬履歴を確認しながら原因の治療、薬物療法の変更を行う。せん妄が疑われる場合に、以下のステップをふまえてアセスメントを進める（図3）。

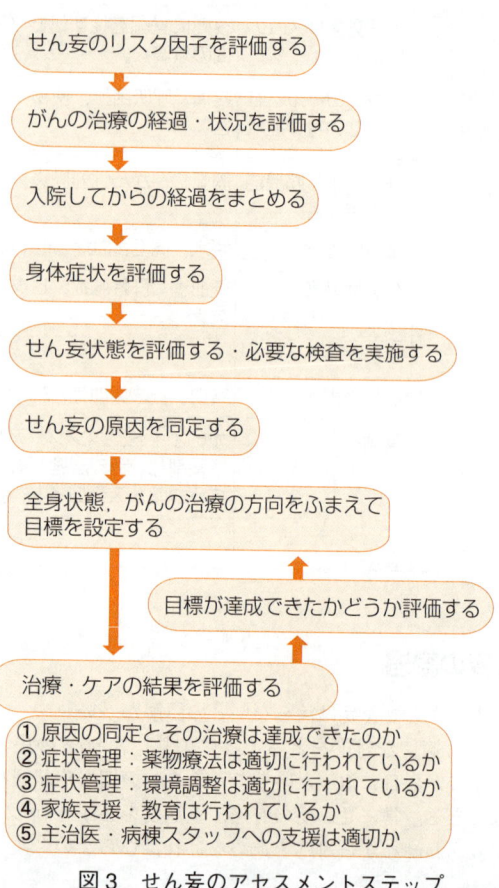

```
せん妄のリスク因子を評価する
        ↓
がんの治療の経過・状況を評価する
        ↓
入院してからの経過をまとめる
        ↓
身体症状を評価する
        ↓
せん妄状態を評価する・必要な検査を実施する
        ↓
せん妄の原因を同定する
        ↓
全身状態、がんの治療の方向をふまえて
目標を設定する
        ↓
              ← 目標が達成できたかどうか評価する
治療・ケアの結果を評価する
① 原因の同定とその治療は達成できたのか
② 症状管理：薬物療法は適切に行われているか
③ 症状管理：環境調整は適切に行われているか
④ 家族支援・教育は行われているか
⑤ 主治医・病棟スタッフへの支援は適切か
```

図3　せん妄のアセスメントステップ

1) せん妄のリスク因子を評価する

準備因子（脳が器質的にせん妄を生じやすいかどうか）を中心に，せん妄になりやすい状態かどうかを評価する。アセスメントの内容には下のような項目がある。

高齢	70歳以上で約30％が入院中にせん妄を呈する
認知症	入院前から認知症があるか
せん妄	以前に入院した際に，せん妄や不穏のエピソードがないか。過去にせん妄のエピソードがあることは最大のリスク因子である
脳梗塞	脳梗塞の既往
薬剤	投薬内容をせん妄症状出現前後の変更を含めてすべて調べる
アルコール	飲酒歴，飲酒量を必ず調べる
臓器障害	呼吸器障害，循環障害，腎機能障害，肝機能障害
視覚障害	白内障，眼鏡の使用
聴覚障害	難聴，補聴器の使用

2) がんの治療の経過・状況を評価する

がんの種類	
病期	stage，転移，浸潤
治療の経過	今まで受けていた治療，今進行中の治療，今後の予定
薬剤	とくにオピオイドはレスキューの使用回数，使用した時間を調べる。夜間のみに増加し，痛みの訴えがはっきりしない場合には，せん妄の可能性を考える

3) 入院してからの経過をまとめる

4) 身体症状を評価する

とくにせん妄の直接因子になる原因がないかを詳しく調べる。

全身状態：Performance Status
バイタルサイン：発熱，呼吸数，脈拍，血圧
呼吸：呼吸数，喘鳴，喀痰の有無，酸素飽和度
循環：脈の不整

皮膚：緊張度低下，褥瘡，黄疸，斑状出血，発疹
腹部：膨満，腸雑音，打診，圧痛
四肢：チアノーゼ，浮腫
疼痛の有無，場所，性状，強度
便秘，尿閉の有無　悪心，嘔吐の有無
呼吸困難感の自覚　神経学的所見

検査所見

身体所見の変化と合わせて問題点を整理する。とくに注意をしたいのは以下の4点である。

> **Point**
> ① 脱水の有無を確認すること（BUN, Cr, Hb, Hct の変化）
> ② 高 Ca 血症の有無を確認すること
> ③ 電解質異常の有無を確認する（とくに低 Na 血症）
> ④ 感染の有無を判断する（WBC, CRP の確認）

5）せん妄症状の評価

まず以下の7点を評価する

① この数日から数時間の急激な変化かどうか	
② 睡眠覚醒リズムの問題	この数日眠れていたかどうか，昼夜逆転はないか
③ 意識状態	傾眠か，過覚醒か
④ 注意力の評価	注意がすぐにそれる，会話にまとまりがない，視線がおよぐ
⑤ 見当識の評価	場所，時間，人物の認識ができているかどうか
⑥ 記憶力の評価	直前の会話，出来事が思い出せるかどうか
⑦ 知覚の評価	とくに幻視

6）必要な検査を実施する

主な検査	
胸部 X 線撮影	誤嚥性肺炎，がん性リンパ管症，胸水の有無の確認
頭部 CT	脳転移，水頭症の確認
頭部 MRI	脳転移，がん性髄膜炎，水頭症の確認
血中アンモニア	肝性脳症の有無の確認

7）医師と看護師が共同で，病態やせん妄に関連する因子を同定する

Point
① がん医療におけるせん妄への対応は，可逆的な原因を確実に同定し，対処することである．回復の可能性が高い原因を見落とさないことが重要である
② オピオイドによるせん妄の場合，同時に脱水による代謝産物の蓄積が重なることが多い．水分補給を同時に行う

Don't せん妄患者の疼痛を見落とさない
　　　　 せん妄状態では，患者は疼痛を表現できない．患者からの訴えを待つだけでは疼痛の有無を判断できない

Do 訴えがなくても，苦悶様の表情がないか，特定の体位ばかりとっていないかなどの客観的な観察，血圧や脈拍など自律神経症状を積極的に調べて，苦痛がないかどうかを常に確認したい

8）全身状態，がんの治療の方向をふまえて，目標を設定する

原因	治療
治療反応性がよい →	原因治療＋抗精神病薬によるせん妄のコントロール
単一の原因の場合 感染症 脱水 高 Ca 血症 オピオイド， 　ベンゾジアゼピン	抗生物質，ドレナージ 補液 ビスホスホネート製剤，補液 原因製剤の調整・中止
難治性のせん妄 →	症状緩和＋抗精神病薬
原因が複数 積極的なせん妄のコントロールを続けても改善が認められない場合 肺転移による低酸素血症	

9) せん妄へのケア

・睡眠覚醒リズムの回復	睡眠の確保,日中の覚醒を促す
・見当識低下への支援	時計やカレンダーを置く／眼鏡,補聴器を使う／適度な明るさを保つ
・コミュニケーションやはたらきかけ	
	ゆっくり簡明に,リハビリテーション
・安全への配慮	ルートが見えないようにする／24時間の持続点滴を避け日中のみにする／持続皮下注にする

Point むやみに拘束しない

身体抑制は,それ自体がせん妄の誘発促進因子である。抑制自体が患者や家族の苦痛の原因になる。重大な事故の危険性が高い,救命のためにやむを得ない場合のような,絶対に必要な場合以外は安易に用いない。

10) 家族に教育をする

Point
① 家族にせん妄とその原因,治療について説明し,治療に関する同意を得て,家族の不安を解く(とくに精神病や認知症になったのではないこと)
② 家族の苦労をねぎらう。休養を勧める
③ 家族が介護を抱え込みすぎていないか,疲弊していないか確認する
④ 家族の積極的な関わりを促す。関わり方に関する不安を解く(側に親しい人がいるだけでも患者が安心すること,幻視や妄想に無理に合わせなくてよいこと)

実践 せん妄の説明

・今のように,つじつまの合わないような話をされたり,見えてもいないようなものが見えているような状態をせん妄と言います。

> これは熱が出たり，体の水分が足りないといった体の状態をきっかけに，脳機能がうまく働かなくなった状態です。ぼーっとしてうつらうつらしたり，夜になると混乱して落ち着かなくなったりします。夢と現実が混ざったような夢うつつのような状態です
> ・これは体の症状の一つであり，呆けてしまったとか精神病になったわけはありません。「こころのもち方」とか「気が弱いから」出てしまう症状でもありません。あくまでも体の病気からきているものです
> ・治療のために入院されている方の場合，2割から3割くらいの方が，この症状で困ったり，悩んだりされます。決してまれなことではありません

実践　対応に関する説明

- ご家族の方もお疲れではないでしょうか。無理をせず，まず休んでください。心配なことがありましたら，遠慮なくおっしゃってください
- まわりの様子がわからないために，不安になったり，混乱されたりすることがあります。慣れ親しんだものは，混乱したなかでもしっかりとわかります。身近なご家族が側におられるだけでも安心されます
- つじつまの合わないことを話しかけられたりすることもあるかもしれません。そのときは無理に正したり，話を合わせる必要はありません
- 側にいて，何をしていいかわからないとお困りになることがあるかもしれません。普段どおりに声をかけていただき，足をさすったりしてくださるだけでも患者さんは安心されます

実践　オピオイドの使用に家族が不安を感じている場合

- がんで治療中の患者さんの場合，せん妄はいくつかの体調不良が合わさって出てくることが多いのです。「麻薬」だけのせいで症状が出たのではありません。オピオイドを減らすと痛みが出てきてしまい，かえって悪くなることがありますので，オピオイドはこのまま使用しながら，治療を進めていきましょう。どうしても合わない場合には，オピオイドの種類を変えることで，痛みを出さずに対応することができます

> **実践** 治療の説明
>
> - 体に負担がかかって出てきた症状ですので，体の治療を進めながら，夜にしっかりと休んでいただけるように合わせて進めていきます
> - せん妄の症状は脳の機能不全から起きていますので，脳の伝達物質やホルモンの乱れを調整したり，神経を保護する薬を使って治療を進めていきます．治療を進めることで患者さんのつらさをやわらげることができます
> - 薬による治療を進めるにあたり，副作用はできるだけ出ないように少しずつ慎重に調整をしていきます．しかし，薬の効き方には個人差がありますので，時に効き過ぎて眠気が出てしまうことがあります．その場合には，すぐに薬の量を減らしたり，他の薬に切り替えることもします

11）モニタリングを実施する

以下の3点に注目し，せん妄重症度の継続的なモニタリングを行う．

> **Point**
> ① **睡眠リズムが回復する**
>   ・夜間に睡眠が確保できる
>   ・日中の意識レベルが上がり傾眠が減る
> ② **注意機能が回復する**
>   ・会話が次第にまとまるようになる
>   ・夕方になっても不安が出なくなる
> ③ **コミュニケーション能力が回復する**
>   ・家族との会話に支障がなくなる
>   ・意向を担当医・病棟スタッフに話すことができる

症状管理：薬物療法

> **Point**
> ① 多くの場合抗精神病薬を用いた薬物療法の併用が必要になる
> ② 薬物療法は抗精神病薬単剤が基本である
> ③ ベンゾジアゼピン系抗不安薬・睡眠導入薬の単独使用はせん妄を悪化させる危険があるので避ける

せん妄は，薬理学的には神経伝達物質の調節不全が疑われており，治療には抗精神病薬を用いる。

せん妄は不穏や興奮が目立つため，しばしば鎮静を目的にベンゾジアゼピン系抗不安薬や類似の薬剤（たとえば，デパス®やレンドルミン®）を処方しがちである。しかし，抗不安薬や抗ヒスタミン薬は脳皮質活動全般を低下させ，せん妄を悪化させるために，単独では用いない。

せん妄に対しては，従来からハロペリドール（セレネース®）が頻用されてきた。ハロペリドール（セレネース®）は注射製剤があり，投与経路の自由度が高い。経口投与が難しい場面もあり，その場合でも使用できる。しかし，錐体外路症状の発現率が10％程度と高い。

非定型抗精神病薬には，リスペリドン（リスパダール®）やオランザピン（ジプレキサ®），クエチアピン（セロクエル®），アリピプラゾール（エビリファイ®），ペロスピロン（ルーラン®）などがある。リスペリドン，アリピプラゾールには液剤が，オランザピンには口腔内崩壊錠があり，嚥下障害がある場合でも比較的用いやすい（表4）。なお，メラトニン受容体拮抗薬であるラメルテオン（ロゼレム®）の眠前投薬によるせん妄予防効果も報告されている。

軽度のせん妄に対して，睡眠目的にトラゾドン（デジレル®，レスリン®）を経験的に用いる。

薬剤の指示例

●内服可能な場合

☐ **非定型抗精神病薬**

リスペリドン（リスパダール®）錠（1mg）1回1錠　1日1回寝る前

【注意】
・0.5～2mgから開始する。維持量は0.5～4mg。夕方以降に投薬をまとめることが多い。
・腎機能障害時の投薬は減量する（活性代謝産物が腎排泄である）。

オランザピン（ジプレキサ®）（2.5mg）1回1錠　1日1回　寝る前

表4 抗精神病薬一覧

	定型抗精神病薬	
	ハロペリドール	クロルプロマジン
商品名	セレネース®	コントミン®
投与経路	経口，静脈，筋肉，皮下	経口，静脈，筋肉，皮下
初回投与量	0.75-5mg	10-25mg
常用量	0.75-10mg	10-50mg
半減期	10-24hr	10-59hr
代謝	肝	肝
代謝酵素	CYP2D6, CYP3A4	CYP2D6
活性代謝産物	-	+
作用特性		
鎮静作用	低	高
抗コリン作用	低	高
降圧作用	低	高
錐体外路症状	高	低
その他	標準的薬物	治療効果に対するエビデンスは同等
	投与経路が広い	

【注意】
・2.5～5mg から開始。維持量は 2.5～20mg。
・鎮静作用が比較的強いので過鎮静に注意する。
・口腔内崩壊錠があり，嚥下が難しい場合でも使いやすい。
・難治性嘔吐に有効であるとの報告がある。
・糖尿病に禁忌。

クエチアピン（セロクエル®）(25mg) 1錠　1日1回　寝る前

【注意】
・12.5～25mg から開始。維持量は 12.5～200mg。
・鎮静作用が比較的強い。

非定型抗精神病薬			
リスペリドン	クエチアピン	オランザピン	アリピプラゾール
リスパダール®	セロクエル®	ジプレキサ®	エビリファイ®
経口	経口	経口	経口
0.5-1mg	25-50mg	2.5-5mg	3-6mg
0.5-4mg	25-100mg	2.5-10mg	12-24mg
4-15hr	3-6hr	21-54hr	40-80hr
肝	肝	肝	肝
CYP2D6	CYP3A4	CYP1A2, CYP2D6	CYP3A4, CYP2D6
＋	－	－	＋
低	高	高	ほとんどない
低	低	低	低
低	低	低	低
低	低	低	低
活性代謝産物の排泄が腎のため腎機能障害時には減量して使用	パーキンソン病のせん妄に対する第一選択薬	口腔内崩壊錠がある	鎮静作用がほとんどない

・半減期が短く（3〜6hr）残りにくい。
・糖尿病に禁忌。

●内服が困難な場合

ハロペリドール（セレネース®）（5mg）1A ＋ 生食50ml
1日1回　寝る前　30分から1時間かけて点滴静注

【注意】
・消化管閉塞や悪心・嘔吐，その他経口が困難な場合，興奮が著しい場合にやむを得ず非経口投薬を考える。
・高力価抗精神病薬が基本である。
・経静脈投与が困難な場合には，皮下注や持続皮下注を用いることもある。

- 不整脈に注意して施行する。施行前に ECG の確認が望ましい。
- 患者への負担を考慮して皮下注を用いる。血中濃度の立ち上がりは同等といわれ、あえて筋注を選択するメリットはない。

＊抗精神病薬単剤で精神運動興奮が治まらない場合、睡眠覚醒リズムが回復しない場合、やむを得ずベンゾジアゼピン系薬剤を併用する

```
ハロペリドール（セレネース®）（5mg）1A＋
　フルニトラゼパム（ロヒプノール®）（2mg）0.5A＋生食 100ml
1日1回　寝る前　1時間かけて点滴静注（入眠後中止）
```

【注意】
- せん妄の遷延を予防するために必要最小限用いる。
- 呼吸抑制に注意する。

＊興奮が著しく他の方法がない場合、やむを得ずフェノチアジン系抗精神病薬を用いることがある

```
クロルプロマジン（コントミン®）（10mg）0.5-1A＋生食 100ml
　　　　　　　　　　　　　　　　　　　　　　　（保険適用外）
1日1回　寝る前　1時間かけて点滴静注
```

【注意】
- 少量から開始し漸増する。
- 血圧の変動に注意する。
- 抗コリン作用がありせん妄の増悪を招くことがある。くり返し症状評価を行い、改善が乏しい場合には他剤を考慮する。

低活動型せん妄への対応

- 低活動型せん妄は昼夜を通じて反応に乏しく、自発性も低下しており、一見すると元気がなく見える（うつ病と間違えやすい）
- 声をかけて見当識をたずねると、時間・場所がわからないことでせん妄と判断できる
- 過活動型せん妄と同様に、高力価の抗精神病薬を用いて対応する。しかし、反応は概して低い。その場合に、ペモリン（ベタナミン®）や塩酸ドネペジル（アリセプト®）を用いることがあるが、評価は定まっていない

Point 自発的な活動が減るため、医療者からの積極的な働きかけが重要である
- 意識的にコミュニケーションを働きかける
- セルフケアレベルを評価し、促す

終末期せん妄

せん妄のなかには、原因が不可逆的であったり、複数の因子が関係しているために、完全な回復を期待することが困難な場合がある。多くは死の過程に重なることが多く、このような状態を総称して終末期せん妄と呼ぶことがある。

Point 以下の条件を満たす場合に終末期せん妄といわれることが多い
- 原因に対する直接的な対応を実施
- 標準的な抗精神病薬による治療を実施しても反応しない
- せん妄の要因も不可逆的

終末期せん妄であっても、妄想や幻覚から患者にとり苦痛を伴う体験であり、適切な対応が必要である。しかし、注意力の回復を目標にして薬物療法を実施すると、抗精神病薬の薬効よりも鎮静作用が前面に出てしまう場合がある。そのような場合には、包括的なアセスメントをチームで行い、治療の目標を引き下げ、部分的な症状の緩和を目指し、注意力の回復から睡眠覚醒リズムの維持に移すことを検討する。

> **Point** 完全にせん妄症状を取ることから，不眠や幻視の苦痛をできるだけ取り除くとともに，日中は不完全ではあっても家族とコミュニケーションが維持できるように調整する

> **Do** 終末期せん妄への対応
> 家族に見通しを伝える
> 今後コミュニケーションが困難になる可能性があることを説明し，家族と医療者が目標を共有できるように調整する

> **実践** 終末期せん妄への対応
>
> ・患者さんとお話しできる時間が少しずつ短くなってくるかも知れません
> ・患者さんにとって少しでも苦しまずに過ごせるように支えていきたいと思います
> ・ご家族もお疲れではありませんか。無理をせずに休める時に休んで下さい

文献
1) 日本精神神経学会（日本語版用語監修）．高橋三郎／大野　裕（監訳）：DSM-5 精神疾患の診断・統計マニュアル．p.588, 医学書院，東京，2014．
2) Massie MJ, Holland J, Glass E：Delirium in terminally ill cancer patients. Am J Psychiatry 140：1048-1050, 1983.
3) Lawlor PG, Gagnon B, Mancini IL, et al：Occurrence, causes, and outcome of delirium in patients with advanced cancer；a prospective study. Arch Intern Med 160：786-794, 2000.
4) Breitbart W, Lawlor PG, Friedlander M：Delirium in the Terminally Ill. "Handbook of psychiatry in palliative medicine" Chochinov HM, et al ed. 2nd ed. pp.81-100, Oxford University Press, New York, 2009.

[小川朝生]

8. 認知症への対応

わが国において，2012年に65歳以上の老年人口は3,079万人となり，全人口の24%を占めるにいたった[1]。認知症は，高齢者の合併疾患の一つとして重要である。2020年には500万人を超えるとも予想される。

認知症自体がセルフケアの障害を通してリスク因子になるのみならず，せん妄や抑うつ状態など精神医学的対応が必要となり，適応力の低下から社会的機能不全を呈することもある。介護の負担から家族の精神的健康にも影響する。

高齢者の治療を実施するにあたっては，がんの診断のみならず，身体機能評価，精神機能評価，社会的機能評価をふまえて対応にあたることが重要である。

> **Point**
> ① わが国では，世界に先駆けて超高齢化社会を迎えた。今後認知症を合併したがん患者も増加すると見込まれる
> ② 一部に認知症があると緩和ケアができないとの誤解がある。英国の緩和ケアが悪性腫瘍における認知症のケアの方針を大きく変えたことが示すように，認知症および認知機能障害は緩和ケアでは避けて通れない問題である
> ③ 認知症の症状には，中核症状と随伴症状がある。その発症機序を理解して対応することが，ケアの基本となる

認知症とは何か

一般的に認知症というと，「もの忘れがひどい状態」とみなされることが多い。しかし，認知症において「もの忘れ」はその症状の一部でしかない。

認知症の定義をみると，**表1**のようになる。

表1　認知症（DSM-5）

A. 1つ以上の認知領域（複雑性注意，実行機能，学習および記憶，言語，知覚‐運動，社会的認知）において，以前の行為水準から有意な認知の低下があるという証拠が以下に基づいている：
　(1) 本人，本人をよく知る情報提供者，または臨床家による，有意な認知機能の低下があったという懸念，および
　(2) 可能であれば標準化された神経心理学的検査に記録された，それがなければ他の定量化された臨床的評価によって実証された認知行為の障害
B. 毎日の活動において，認知欠損が自立を阻害する（すなわち，最低限，請求書を支払う，内服薬を管理するなどの，複雑な手段的日常生活動作に援助を必要とする）
C. その認知欠損は，せん妄の状況でのみ起こるものではない
D. その認知欠損は，他の精神疾患によってうまく説明されない（例：うつ病，統合失調症）

(文献2) より)

簡単にまとめると，

認知症とは「成長する過程で獲得されたあらゆる知能が，脳が器質的な障害を負うことによって，回復不可能な形で損なわれてしまった状態」

ということになる。

　この定義を見ると，認知症のあらゆる問題は，脳の障害であるから解決困難であると考えたくなってしまう。事実，徘徊や妄想，不潔行為などさまざまな症状を，向精神薬を用いてコントロールすることが認知症の治療と捉えられがちなこともある。
　しかし実際，これらの症状は，医療者からの働きかけや対応のしかたで劇的に変わることが知られており，医療者のアセスメントの技量がその結果を左右する。すなわち，患者の精神心理的な反応が症状を修飾している面が大きい（図1）。つまり，認知症患者がどのようなハンディキャップを負っているのか，認知症患者とのコミュニケーションは，患者の世界の捉え方の癖を知り，コミュニケーションをとることにより，大きく進めることが可能である。

認知症の症状

認知症＝「もの忘れ」の印象が強いが，記憶障害が問題としてあがることは意外に少ない。認知症のケアで問題になるのは，意欲の低下や，怒りっぽい，不安が強いなどの性格変化，不眠など，広く不定愁訴としてまとめられることが多い。

認知症の症状は大きく2つに分けられる。

> **Point 認知症の症状**
> ① 中核症状：記憶障害，実行機能の障害など神経変性に伴う症状
> ② 認知症の行動・心理症状（behavioral and psychological symptoms of dementia：BPSD）：不穏，徘徊，幻覚，妄想など

認知症のケアでとくに重要になるのは，BPSDへの対応である。BPSDは，認知症の中核症状を基盤に，環境や対人関係などさまざまな要因が重なって出現する症状である。BPSDは患者自身に苦痛を強いるのみならず，介護者の精神的負担にもなる。BPSDは環境調整や働きかけなどの非薬物療法により症状が改善することが明らかになっており，適切な対応が重要である（図1）。

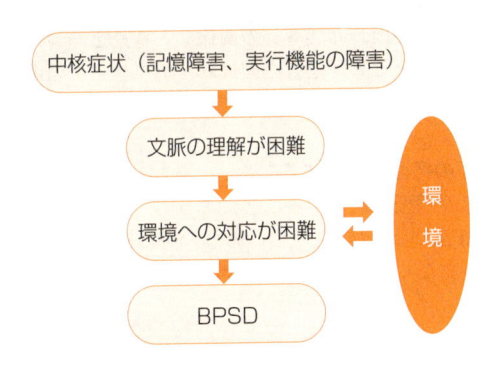

図1 認知症の症状

がんの臨床で注意しなければならない点

認知症はがん患者の診断・治療にさまざまな障害をもたらす。認知症があることにより、まず症状の自覚が遅れがちになる。また、セルフケアの障害を通してリスク因子になるのみならず、せん妄や抑うつ状態など精神医学的対応が必要となったり、適応力の低下から社会的機能不全を呈することもある[3]。

> **Point** 認知症の影響
>
> ① 抗がん治療の問題
> ・診断が遅れる（進行期での発見が多い）
> ・意思決定が困難になる
> ・セルフケアが困難になる（有害事象の発見が遅れる）
> ・合併症の増加
> ② 精神症状の問題
> ・せん妄のリスク因子
> ・抑うつ状態のリスク因子
> ③ 家族の介護負担

認知症への対応を考える

認知症の症状（とくに BPSD）への対応を考える。BPSD は多様な背景から出現する症状であるので、本人の身体状態、行動パターン、環境要因、介護者との関係など背景を一つ一つ検討することが必要になる。対応方法の流れとアプローチのポイントを図2 に示す。

1. 認知症の病型を確認する

認知症の病型を理解することによって、どのような症状（中核症状、BPSD）が出現しやすいのか、その出現する背景を理解できるようになり、対策が講じやすくなる（表2）。

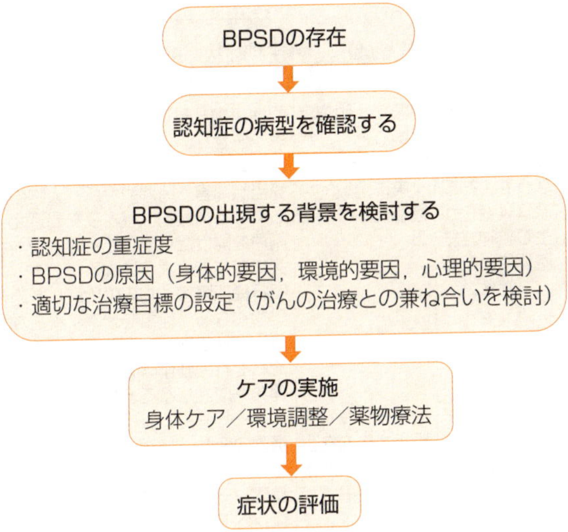

```
        ┌─────────────────┐
        │   BPSDの存在    │
        └────────┬────────┘
                 ↓
        ┌─────────────────┐
        │ 認知症の病型を確認する │
        └────────┬────────┘
                 ↓
    ┌─────────────────────────────┐
    │ BPSDの出現する背景を検討する │
    │ ・認知症の重症度             │
    │ ・BPSDの原因（身体的要因，環境的要因，心理的要因）│
    │ ・適切な治療目標の設定（がんの治療との兼ね合いを検討）│
    └────────┬────────────────────┘
             ↓
    ┌─────────────────────────────┐
    │        ケアの実施            │
    │ 身体ケア／環境調整／薬物療法 │
    └────────┬────────────────────┘
             ↓
        ┌─────────────┐
        │  症状の評価 │
        └─────────────┘
```

図2　認知症への対応の流れとアプローチのポイント

2. BPSDの出現する背景を検討する

BPSDの出現する背景を明らかにするために，次のポイントをおさえて評価する．

> **Point　BPSDへの対応**
>
> ① 対象とするBPSDを明らかにする
>   （介護者と相談して問題を明確にする）
> ② 対象とするBPSDについての情報を集める
>   （頻度や時間，起こりやすい場所，誰といたかなど）
>   （1～2週間記録する）
> ③ 対象とするBPSDが起こった前後の状況を明らかにする
>   （引き金となる要因を特定する，複雑な要因を明らかにして介入につなげる）
> ④ 現実的な目標を決めて計画を立てる
> ⑤ 目標を成し遂げた場合，介護者などにフィードバックをする
> ⑥ 継続的に評価をし，計画を修正する

表2 認知症の病型

	発症のメカニズム	障害部位	中核症状
アルツハイマー病	アミロイドβ蛋白の脳内沈着が原因となって，神経原線維変化が生じ，神経細胞死にいたる	側頭葉・頭頂葉を中心とした症状から始まり，次第に全般的な機能低下にいたる	**記憶障害**：最近の出来事が思い出せない，思い出せない・忘れたこと自体に気づくことが難しい **見当識障害**：時間や場所，人物の認識が難しくなる。最初は昼と夜を間違え，夜中に雨戸を開けたりすることで気づかれる。次第に道に迷うようになる **実行機能障害**：物事の段取りを組むことが難しくなる。仕事を効率よくこなせなくなる。女性では，切る・焼く・炒めるなどのそれぞれの動作はできるものの，一つの料理を完成させることができなくなる
血管性認知症	脳血管障害に関連して出現した認知症を総称する	梗塞・出血を生じた部位に関連して機能障害が生じる	**情動の変動**：気分の変化（怒りっぽくなる，ちょっとしたことで泣く）が生じやすい **覚醒レベルの変動**：1日や数日のなかで意識レベルの変動があり，せん妄を生じやすい **記憶障害**：最近の出来事が思い出せない，思い出せない・忘れたこと自体に気づくことが難しい **実行機能障害**：物事の段取りを組むことが難しくなる。仕事を効率よくこなせなくなる。女性では，切る・焼く・炒めるなどのそれぞれの動作はできるものの，一つの料理を完成させることができなくなる
レビー小体病	αシヌクレインが蓄積し，レビー小体となり，神経細胞死を誘導する	後頭葉を中心とした症状（幻視）から始まり，次第に全般的な機能低下にいたる	**覚醒レベルの変動**：1日のなかで意識レベルの変動があり，注意力の障害が出る。せん妄を生じやすい **幻視**：鮮明でありありとした幻視が出やすい **パーキンソン症状**：前傾姿勢やすり足歩行，姿勢反射障害，固縮などが出やすい **抗精神病薬への過敏性**：少量でもパーキンソン症状や過鎮静が生じやすい
前頭側頭葉変性症	3リピートタウの蓄積が関係	前頭葉から側頭葉にかけての機能障害	**常同行動**：同じ言動を日課のようにくり返す **脱抑制**：欲求のコントロールが難しくなり，周囲への配慮に欠ける言動が増える **注意力障害**：注意の転導性亢進，集中維持が難しくなる。ちょっとした周囲の刺激に反応してしまい，作業を続けることが難しくなる

周辺症状	ケアのポイント
抑うつ，意欲の低下：実行機能の低下に伴って，作業の負荷が大きくなるなどの環境要因と神経細胞の脱落という器質的な要素がからむ **妄想**：物盗られ妄想が多い（物をどこかにしまい，しまった場所がわからなくなる。そうなると，身近な介護者が盗んだと確信して責める） **徘徊** **失禁**	認知症の進行を遅らせる塩酸ドネペジルの使用 周辺症状（意欲の低下，妄想，徘徊，失禁）などの行動障害が出現するメカニズムを発見し，その対処をする
意欲の低下，抑うつ：梗塞・出血に関連した脳機能の低下 **人格の先鋭化**：人格の特徴がより強く出てくる。慎重な性格が頑固で融通の利かない人格へ，マイペースな性格が自己中心的な人格に，気さくな性格が，無遠慮で横柄な人格になる	梗塞・出血に関連した神経症状への対応（嚥下困難，片麻痺など） 安定した環境の提供 せん妄の予防と対処
抑うつ・不安：病初期には記憶障害や幻視に先行して，意欲の低下や抑うつ気分，不安焦燥感で受診する場合がある **パーキンソン症状**：突進歩行，転倒	**抑うつ・不安への対応**：環境調整や薬物療法を行う **幻視**に対しては，塩酸ドネペジルを使用 **せん妄**に対しては，パーキンソン症状の出現しにくい非定型抗精神病薬を少量使用する
被影響性の亢進：外界からの刺激に影響されて，相手の動作をまねたり，同じ言葉を発する（オウム返し）がでる **自発性の低下，感情の平板化**：進行すると無関心が目立ち始め，最終的には意欲も低下する	常同行為による時刻表的な生活をうまく利用する。外界からの刺激を少なくなるように調整して，同じ時間に同じ職員が同じ対応をとれるようにする

3. BPSDへの介入

BPSDのなかでとくに問題となる症状は、興奮と粗暴な行為、徘徊である。急にBPSDの症状が出現した場合にまず考えなければならないのは、急性の身体疾患と環境の負荷である。介護者が気づいていない疼痛が興奮の原因になることはしばしばある。主なポイントをまとめる。

負担の軽減	慣れ親しんだ行動をする 選択の範囲を狭めて混乱を防ぐ 休息をとる 負荷が加わったときは刺激を避ける 身体的な負荷・不快な感覚がないかさぐる (疼痛、尿意、空腹、口渇)
配慮をした声かけ	丁寧な会話 はっきりとわかりやすい言葉 ノンバーバルな表現にも注意を払う
行動の評価	不安の初期症状をモニタリングする (歩き方、歩くスピード、顔をしかめる) 行動がエスカレートする前に早期に対応する
介護者に「行動を読む」ように教える	言葉のパターン(常同言語など)や行動(探索するような行動)をみて、患者がストレスをどのように減らそうとしているのかを探る
環境調節	安全を確保する 方法やとっかかりをわかりやすくする 見当識がつきやすい工夫をする
介護者を常に支援する手段を用意する	介護者の教育・ニーズを把握する

評価・対応の流れ

1. 認知障害を引き起こす可逆的な因子があれば、積極的に対応を進める。
2. 適切なサポート(家族支援、介護保険の利用の有無)があるか確認する。
3. 理解力が不十分でありインフォームドコンセントに支障がある場合には、担当医に伝えて対応を相談する。家族に情報を伝え、対応を相談する。

表3 認知障害のパラメータと評価

パラメータ	評価
機能	日常生活動作（ADL） （食事，更衣，排泄，整容，移動，入浴） 手段的日常生活動作（IADL） （乗り物の利用，金銭管理，服薬，買い物，食事の支度，洗濯，家事，電話） 全身状態（PS）
併存症	合併症の数 合併症の重症度
社会経済的問題	生活状況 介護者の有無 収入 交通機関へのアクセス 経済的問題
老年症候群	認知症 うつ病 せん妄 転倒 骨粗鬆症 虐待 自律性の喪失 持続的めまい
多剤投与	投薬数 薬物間相互作用
栄養	栄養学的なリスク

（文献4）を改変）

4．症状管理を行う。
　a）薬物療法：認知改善薬　塩酸ドネペジル（アリセプト®）など
　　　行動障害に対して，抗うつ薬，抗精神病薬を併用する。薬物療法の調整は総合的な判断を必要とする場合が多く，認知症に通じた精神科医と相談しながら進めるのが望ましい。
　b）身体症状のアセスメントを行う。とくに疼痛は自己評価が得にくいため，客観的な情報を広く集める。
　c）介護保険を含め，患者・家族への支援体制を構築する。
　d）介護者への支援・教育を行う。とくに，抗がん治療に関連するセルフケアについては，担当医との連携を密にとる。

家族のケア

1. 家族の気持ちをたずね，理解することから始まる

がん治療に加えて認知症に関する問題が加わると，二重のスティグマを負わされる家族の精神的負担は非常に重い。多くの家族は自責感や罪悪感，悲しみ，患者への怒りなど，混乱し疲弊した状態になる。

まず家族の心身の状態をたずね，理解することから始まる。家族の苦しみや悲しみをまずたずね，介護の労をねぎらうことから始めたい。

2. 家族に安心感を取り戻していただける働きかけを行う

大事なことは，「患者が落ち着くためには，まず周りの家族がゆとりを取り戻すこと」であり，心身の休息とともに今後の家族の負担を最大限取り除くための調整を進める。

> **Point　家族への助言のポイント**
> ① 介護の問題を一人で抱え込まないこと
> ② 介護者の自分自身の時間をもつこと
> ③ 介護者が全てをしようと思わないこと
> ④ 自分自身を責めないこと

文献
1) 財団法人日本統計協会：国民衛生の動向 2013 年，2013.
2) 日本精神神経学会（日本語版用語監修）．高橋三郎／大野　裕（監訳）：DSM-5 精神疾患の診断・統計マニュアル．p. 594，医学書院，東京，2014．
3) Raji MA, Kuo Y, Freeman JL, et al：Effect of a dementia diagnosis on survival of older patients after a diagnosis of breast, colon, or prostate cancer. Arch Intern Med 168：2033-2040, 2008.
4) NCCN Clinical Practice Guidelines in Oncology™ Senior Adult Oncology V.I., 2009.
http://www.nccn.org/professionals/physician_gls/PDF/senior.pdf

[小川朝生]

9. うつ病への対応

がん死亡は毎年30万人を超えている。日本人の3分の1はがんによって死亡している実状からは，依然としてがんが生命を脅かす病気であることは変わりない。

インフォームド・コンセントが導入され，がん医療においても情報開示を前提とした医療が導入される一方で，がんの疑いに始まり，検査，診断，再発，積極的抗がん治療中止などの悪い知らせに伴い，患者は大きな心理的衝撃を受け，その結果として多くの患者がうつ病を発症する。わが国での有病率調査においても，うつ病はがん患者の3～12%に合併し，一般人口に比べて高い割合になっている[1]。

自殺企図，抗がん治療に対する意欲低下，入院期間の長期化，家族の心理的負担，身体症状の増強などとも関連するため，適切に評価して治療を行うことが望まれる。がん患者におけるうつ病の診断・評価法について触れたうえで，多職種が連携した介入について詳述する。

> **Point** うつ病はがん患者に高頻度（3～12%）で合併し，さまざまな悪影響をもたらす

うつ病の診断・評価

1. 診断

人間は，物事に対して，喜怒哀楽などのさまざまな気持ちを抱く。このような一時的な反応性の主観的感覚は「感情」と定義される。一方で，広範で持続的な情緒は「気分」と呼ばれており，感情とは区別される。「感情」が，変動の多い情緒の「天気」の変化を意味するのに対して，「気分」は，もっと広範で持続的な情緒の「気候」を示す。

たとえばがん患者ががん告知後に抱く悲しみや怒り，治療が成功して喜ぶなどの感情を経験することはよくあることであり，通常の反応である。しかしながら，気持ちの落ち込みが一時的な変

化にとどまらずに持続する場合は，気分の変調をきたしている可能性があり，抑うつ気分が出現していると考えられる。

一般的に，強い抑うつ気分が出現するときは，そのほかに不安感や，意志・行動面の能率低下（外出を避け，仕事や家事ができなくなる），思考面の能率低下（頭の働きが鈍くなる，判断力が低下する），睡眠障害，食欲不振，時には口渇や便秘などの身体症状を伴うことが多い。

抑うつ気分に伴い出現するこれらの一連の症状が一定の基準を超える場合はうつ病と診断される。現在一般的に使用されているアメリカ精神医学会のうつ病の診断基準（DSM-5）を表1に示す。

後出の症例に照らし合わせて考えると，少なくとも症例提示の内容のなかに，下記の6つのうつ症状が含まれていることが明らかであり，うつ病の診断基準を満たしていることがわかる。

---

① 表情は暗くふさぎこみがち → 抑うつ気分
② 活気なくベッドですごしている → 興味，喜びの著しい減退
③ 不眠
④ 食欲の減退
⑤ 易疲労性（倦怠感）
⑥ 希死念慮（自殺企図）

がん患者に合併するうつ病について，不眠，食欲の減退，易疲労性，思考力の減退などに関しては，がんそのものの身体症状や，化学療法等治療の副作用との鑑別が困難な場合が多い。

たとえば，進行胃がんで局所に大きな再発があって患者が長期間の食欲減退が続いている場合などであり，精神腫瘍学の経験が豊富な精神科医でも評価が困難なことが多い。うつ病を過小評価してしまうことによるデメリットが大きいため，判断が困難な場合はうつの症状に含める inclusive approach が実地臨床においては推奨されている。

2. うつ病を見落とさないための初期評価

前述の疫学調査からは，約20人に1人はうつ病に罹患していると思われるが，それぞれの臨床現場で，これらの人々に適切なケアは行われているのであろうか？

表1 うつ病（DSM-5）

A. 以下の症状のうち5つ（またはそれ以上）が同じ2週間の間に存在し，病前の機能からの変化を起こしている．これらの症状のうち少なくとも1つは（1）抑うつ気分，または（2）興味または喜びの喪失である
注：明らかに他の医学的疾患に起因する症状は含まない

（1）その人自身の言葉（例：悲しみ，空虚感，または絶望を感じる）か，他者の観察（例：涙を流しているように見える）によって示される，ほとんど1日中，ほとんど毎日の抑うつ気分
注：子どもや青年では易怒的な気分もありうる
（2）ほとんど1日中，ほとんど毎日の，すべて，またはほとんどすべての活動における興味または喜びの著しい減退（その人の説明，または他者の観察によって示される）
（3）食事療法をしていないのに，有意の体重減少，または体重増加（例：1カ月で体重の5％以上の変化），またはほとんど毎日の食欲の減退または増加
注：子どもの場合，期待される体重増加がみられないことも考慮せよ
（4）ほとんど毎日の不眠または過眠
（5）ほとんど毎日の精神運動焦躁または制止（他者によって観察可能で，ただ単に落ち着きがないとか，のろくなったという主観的感覚ではないもの）
（6）ほとんど毎日の疲労感，または気力の減退
（7）ほとんど毎日の無価値観，または過剰であるか不適切な罪責感（妄想的であることもある，単に自分をとがめること，または病気になったことに対する罪悪感ではない）
（8）思考力や集中力の減退，または決断困難がほとんど毎日認められる（その人自身の言明による，または他者によって観察される）
（9）死についての反復思考（死の恐怖だけではない），特別な計画はないが反復的な自殺念慮，または自殺企図，または自殺するためのはっきりとした計画

B. その症状は，臨床的に意味のある苦痛，または社会的，職業的，または他の重要な領域における機能の障害を引き起こしている
C. そのエピソードは物質の生理学的作用，または他の医学的疾患によるものではない
注：基準A〜Cにより抑うつエピソードが構成される
注：重大な喪失（例：親しいものとの死別，経済的破綻，災害による損失，重篤な医学的疾患・障害）への反応は，基準Aに記載したような強い悲しみ，喪失の反芻，不眠，食欲不振，体重減少を含むことがあり，抑うつエピソードに類似している場合がある．これらの症状は，喪失に際し生じることは理解可能で，適切なものであるかもしれないが，重大な喪失に対する正常な反応に加えて，抑うつエピソードの存在も入念に検討すべきである．その決定には，喪失についてどのように苦痛を表現するかという点に関して，各個人の生活史や文化的規範に基づいて，臨床的な判断を実行することが不可欠である
C. 抑うつエピソードは，統合失調感情障害，統合失調症，統合失調症様障害，妄想性障害，または他の特定および特定不能の統合失調症スペクトラム障害および他の精神病性障害群によってはうまく説明されない
E. 躁病エピソード，または軽躁病エピソードが存在したことがない
注：躁病様または軽躁病様のエピソードのすべてが物質誘発性のものである場合，または他の医学的疾患の生理学的作用に起因するものである場合は，この除外は適応されない

（文献2）より）

うつ病はがん患者に高頻度で合併するが，そのうち適切に評価されて介入がなされているのはごく一部であることがくり返し報告されている。適切に評価がなされない原因はいくつか推定され，うつ病患者は全体的に元気がなくなるために目立たないこと（せん妄の不穏状態などは非常に目立つ），患者自身が苦痛を医療者に訴えることに抵抗感を感じていること，がんに罹患すれば精神的な苦痛があってあたりまえであり病的な状態でないと誤解されること，などがあげられる。

うつ病の症状は患者にたずねてみないとわからないことが多く，日常から患者に接している担当医や看護師が，患者の精神的苦痛に関して問診することを，普段の診察やケアのなかに組み込むことが，初期評価として必要である。

> **Do** うつ病は患者にたずねてみないとわからない。精神状態の問診を普段の診察やケアのなかに組み込もう

それでは，初期評価はどのように行ったらよいのだろうか。

精神保健の専門家でない場合，患者の精神面の評価法に関するトレーニングを受けた経験がない場合も多く，「どのように心の苦痛について切り出したらよいかわからない」という声も時々耳にする。一般的には，**今日は体調どうですか？ 昨晩は眠れましたか？**といった，身体症状や睡眠状態などの問診から入る。そのうえで，「はい」か「いいえ」で答えられない開かれた質問（オープンクエスチョン）を用いて，精神症状の問診に移行するやり方が推奨される。

> **実践** 開かれた質問の例
> いろいろ大変なこともあるでしょうけど，精神的にしんどかったりしませんか？
> 最近気持ちの面でもつらそうに見えますが，いかがですか？

> **Point** 精神的問題に関する会話の導入について
> ① 身体症状や睡眠状態などの一般的な問診を最初に行う
> ② そのうえで，精神状態に関する開かれた質問を用いる

開かれた質問の後のやり取りを通じて，患者が精神的苦痛を訴える場合は，うつ病に焦点をあてた評価に移行する。表1のうつ病の診断基準は精神科医を始めとした精神保健の専門家が用いるためのものであるし，症状9項目をすべて評価するには時間がかかるため，患者にとっても医療者にとっても負担が大きい。

そこで一般的に推奨されるのは，症状の必須2項目である。「① 抑うつ気分」と「② 興味・喜びの喪失」に関して，定期的に問診する方法である。

実践
① 抑うつ気分への定期的問診
一日中気持ちが落ち込んでいませんか？
② 興味・喜びの喪失への定期的問診
今まで好きだったことが楽しめなくなっていませんか？

2つの質問のいずれかに「はい」と答えた場合は，うつ病あるいは他章で詳述される適応障害が存在する可能性が示唆される。

ただこれらの質問を行った場合に，明確に「はい」「いいえ」といった返答があれば簡単なのであるが，そのどちらともつかないような返答の場合は，ある程度経験がないと評価が難しい。そこで，標準化されたスクリーニングツールを用いる方法がある。

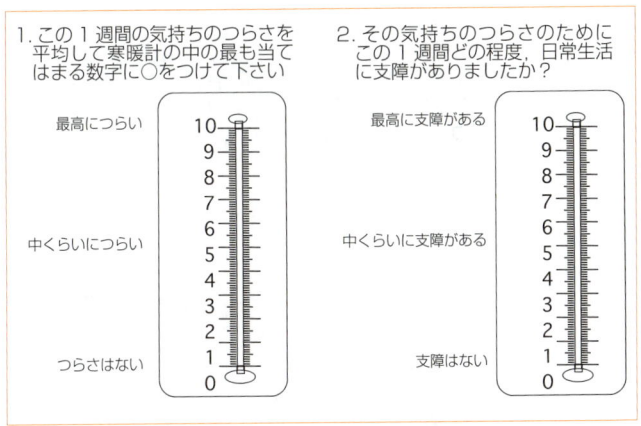

図1　つらさと支障の寒暖計

つらさと支障の寒暖計（図1）は，簡便で回答することに抵抗感が少ないように作成されている2問からなる質問紙であり，日本語版の妥当性がすでに示されている[3]。

患者の回答が，つらさの寒暖計4点以上，かつ支障の寒暖計3点以上の場合は，うつ病あるいは適応障害に該当する精神症状を有している可能性が高く，専門家へのコンサルトを考慮する。

> **Point** うつ病の初期評価について
> 「抑うつ気分」と「興味・喜びの喪失」に関して，定期的にくり返し問診することが大切である。『つらさと支障の寒暖計』を使用する方法もある

3. 看護師と精神保健の専門家が連携した精神症状スクリーニング

National Comprehensive Cancer Network のガイドラインでは，がん患者全員に精神症状のスクリーニングを実施することを推奨しており（図2），がん患者に対する精神症状スクリーニングの有用性を実証した研究も存在する。多忙な臨床現場において，実施が困難となることも多いが，常に患者に接している看護師が精神症状をスクリーニングし，うつ病が疑われる患者に関しては，精神保健の専門家と連携してケアにあたるような体制づくりが望まれる[4]。

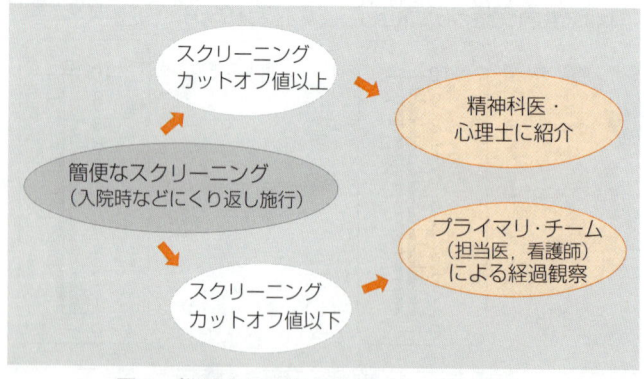

図2　推奨される抑うつのマネージメント

表2 がん患者におけるうつ病の危険因子

医学的要因	痛みなどの身体症状の不十分なコントロール 低いPS（パフォーマンス・ステータス） 化学療法・放射線療法など治療に伴うストレス
個人・社会的要因	（相対的）若年者 神経質な性格 うつ病などの精神疾患の既往 社会的サポートが乏しい（独居など） 教育歴が短い
実存的要因	他者への依存

4. どんながん患者がうつ病になりやすいか

過去の疫学研究においては，がん患者に合併するうつ病の危険因子として，表2にあげたような要因が明らかになっている。

くり返し述べてきたように，がん患者にうつ病は高頻度で合併するため，すべての患者の精神的問題を念のためにスクリーニングすることが望ましいが，危険因子をもつような患者に関しては要注意であることを念頭におく。

とくに，危険因子がなかなか取り除けないケース，たとえば難治性の疼痛が合併している場合や，下肢麻痺などにより身体活動度が永続的に低く，家族や医療者に依存しないと生活ができない場合などは，うつ病も長期化することが多い。

うつ病の治療

がん患者のうつ病は，純粋な心理的問題であることはまれであり，表2で示したように，がん性疼痛などの身体症状，社会的問題，実存的問題が関連要因として存在することが多い。

このため，一般のうつ病とは異なり，精神科医単独で対応するだけでは治療は成功しないことが多い。患者と日常接する主治医，

看護師に加え，身体症状緩和専門医，専門看護師，薬剤師，ソーシャルワーカー，理学療法士，作業療法士，栄養士，臨床心理士などの多職種との連携が重要となってくる。

> **Point** がん患者に合併するうつ病の治療について
> 身体的要因，社会的要因，実存的要因が関与しており，通常のうつ病治療に加えて，多職種が連携した包括的な介入が必要である

1. カウンセリング

がん臨床の場面では精神療法的関わりは必須である。健常な自我機能を有する患者が危機を迎えるような臨床場面で，最も一般的に行われるのは支持的精神療法である。

患者は診断直後や初期治療の時期は，今後病状がどうなっていくかという不安を抱えているかもしれない。進行，終末期になれば，隔絶された孤独感や疎外感を抱いているかもしれないし，残される家族への思いを抱えているかもしれない。身体機能の低下により，今までの役割を果たせない苦悩，家族の負担になっているという自責感，自律性の喪失を感じ，時に生きていることの意味を見出せないような実存的苦痛にさらされているかもしれない。

支持的精神療法とは，このような患者の思いを批判，解釈することなく，できる限り理解しようと努力したうえで，一貫して支持し続ける関わりである。そのためには患者の個別性を尊重し，患者が歩んだ生活史や，築いてきたもの，乗り越えてきたことなどを十分に傾聴することが大切である。そのうえで，その人が本来もっている，心理的苦悩に対する対処能力の強化回復を援助する。終末期の厳しい状況に直面している患者を前にすると，精神科医も無力感にとらわれ，病室を訪れたくないという逆転移感情をもつこともまれではないが，その感情を考慮に入れたうえで，常に同じ綿密な距離感で接し続けることが必要である[5]。

支持的精神療法は，支持的傾聴という枠組みのなかで広く医療者によって行われている技法である。患者と深い関わりを行うなかで，医療者も当然同情，無力感，いらだち，怒り，怖れ，喜び等々さまざまな感情を抱く。ひとつ注意しなければならないのは，

医療者のなかに生じるこれらの感情が，患者に対する言動や，医療行為の選択に影響を与えることである。また負の感情を抱くことは，医療者の疲弊を生じ，燃え尽きにつながることもある。

終末期のうつ病など，とくに関わりに医療者のエネルギーが必要となるようなケースにおいては，上司や同僚などに，患者に対する自分の感情をオープンに表出し，上司や同僚はあたたかく支持するような関係にあることが望ましい。このようなやり取りを行うなかで，自分の感情に気づき，関わりの重圧からの開放につながることがある。

> **Point** 支持的精神療法とは，患者の思いを批判，解釈することなく，できるかぎり理解しようと努力し，支持し続ける関わりである。自分の意見を患者にぶつけることは基本的に行わない

> **Do** うつ病を合併したがん患者をケアする場合，医療者もさまざまな感情を抱き，精神的重圧を感じる。上司や同僚にオープンに相談できるような職場の環境づくりが必要である

支持的精神療法に加えて，特別な技法の使用も推奨されている。絶望的コーピングががん患者の大うつ病と関連することは広く示されており，認知行動療法が適応となるケースもある。その他，不安に対しては行動療法的アプローチとして漸進的筋弛緩法も有用である。

また，患者は誤った信念をもっていたり，十分に状況を理解していないことによる不安や絶望感をもっていたりすることもある（麻薬は終末期のみに使用するもの，激しい痛みに耐えながら死を迎えなければならないという誤解など）。このような場合は患者がどのように状況を理解しているかを明確にしたうえで正しい知識を伝え，可能な限りで保証を与える心理教育的介入が有効である。

2. 薬物療法

うつ病に対しては，精神療法と薬物療法を併用するのが一般的である。いくつかの比較研究にて，がん患者のうつ病に対する抗うつ薬の有用性が示されており，国立がん研究センターでは進行がん患者の大うつ病に対する抗うつ薬のアルゴリズムを作成して

いる（図3）[6]。

予後の限られている進行がん患者の場合，軽症例に対しては即効性を重視してアルプラゾラムを第一選択としている。一方で，長期生存が期待される患者の場合，ベンゾジアゼピン系薬剤は依存性があるために短期的な使用に限ることが望ましい。選択的セロトニン再取り込み阻害薬（SSRI）は比較的使用しやすい薬剤であるが，なかでもパロキセチンやフリボキサミンは肝臓の代謝酵素を阻害するため，化学療法，ホルモン療法施行中の患者には使用しにくい。また，強い嘔気に伴って投与を中断せざるを得ないことがしばしばある。セロトニン・ノルアドレナリン再取り込み阻害薬（SNRI）も悪心・嘔吐や，排尿障害に注意する必要がある。三環系抗うつ薬を使用する際は抗コリン作用等に注意し，10〜20mg程度の少量から開始する。ノルアドレナリン作動性特異的セロトニン作動性抗うつ薬（NaSSA）は悪心嘔吐がなく制吐作用も兼ねるため，食欲不振の患者に使いやすい。眠気，鎮静作用に注意し7.5mg/日の少量から漸増する。

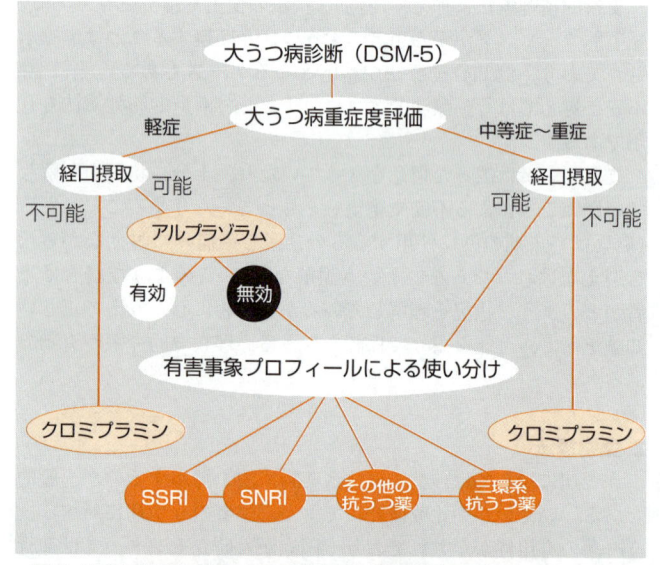

図3 進行がん患者の大うつ病に対する薬物療法アルゴリズム

3. 抑うつに関連する身体症状と、主治医・看護師・身体症状緩和医との連携

がん患者の大うつ病、適応障害は、さまざまな身体症状と関連することが明らかになっているが、とくに痛み、倦怠感との関係が強く示唆されている[7]。

時間的経過などから、患者が呈している抑うつ症状が身体症状と関連すると判断される場合、抗うつ薬などの適応を考慮する前に、積極的な身体症状緩和を主治医に推奨することが一般的である。

また、がん患者の疼痛は、その程度が1日のなかでも変化することが多く(突出痛)、看護師の詳細な観察と、適切なレスキュー(オピオイドの臨時追加投与)使用が不可欠である。

主治医、看護師が対応困難な痛み、倦怠感などの身体症状も一部存在する。このような場合、緩和ケアチームの身体症状緩和医へのコンサルテーションを積極的に行い、より専門的な身体症状緩和を行っていく必要がある。

> **Do** 精神症状への対応は、抗うつ薬とカウンセリングのみでは不十分である。身体、社会、実存的苦痛に対しても対応が必須であるため、医療チームが協力して介入する必要がある

4. チーム医療の実際

実際の症例への関わりを例にとって、がん患者のうつ病に対するチーム医療の実際を見ていこう。

> **CASE** 52歳 男性 うつ病
>
> 生活歴:電機メーカー勤務の管理職。専業主婦の妻、大学生の長男、高校生の長女と4人暮らし
> 経過:咳と倦怠感を主訴に総合病院を受診。精査後に肺がんⅣ期の診断が告げられ、化学療法が開始される。副作用として強い嘔気を認め、倦怠感、不眠、食欲不振を訴える。表情は暗くふさぎこみがちで、活気なくベッドですごしていることが多かった
> 化学療法3コース目の途中から腰痛が出現。徐々に増強し、骨転移が判明し、化学療法の効果がなかったことが告げられる
> 某日夜、看護師に対して「もう死んでしまいたい。何もかも終わりにしたい」と希死念慮の表出があった

実践 ① うつ病が疑われたため,精神科に対するコンサルトが行われた。下記は精神科の問診における本人の語りである

> 治らないがんだとわかって,すごくショックでした。インターネットをみましたけど,肺がんのIV期って言われたら何の希望も持てないですよね。まだ子どもは2人とも成人前だし,もう少し父親としてがんばらなければならないと思っていたんですが
> なんとか気持ちを立て直そうと思って,抗がん剤の治療に臨みましたが,副作用がつらくて。こんな思いをずっとしなければならないと思うと,落ち込みました
> 骨にも転移して,痛みにも耐えていかなきゃならないと思うと何の望みもなくなってしまって。家族の迷惑になっているだけだと思ったら,死んでしまおうと思いました。私の気持ちを妻に打ち明けたら,かなりうろたえていました。家族にも申し訳ない気持ちでいっぱいです

② **主治医,担当看護師,精神科医,緩和ケア医にてカンファレンスを行い,次の問題があることを共有した**

- 患者の精神症状はうつ病の診断基準に該当する
- 疼痛による苦痛が強く,改善しないことを懸念している
- 父親としての役割を喪失し,家族の負担になっていることに関する実存的苦痛を抱えている
- 本人を支える家族も,大きく動揺している

③ **医療チームとして,次の対策を行うこととした**

- 抗うつ薬の投与とカウンセリングの継続(精神科医)
- 看護師によるケアのなかでも,支持的傾聴を行っていく

- 主治医，緩和ケア医より，放射線照射と鎮痛薬の調整で痛みは緩和可能であることを説明する
- 妻に対しても，精神科医，担当看護師が支持的傾聴を行うこととした

④その後の経過

- 妻がしばらく本人のそばに付き添う。「働けなくてもよいから，私たちのために生きてほしい」との言葉が，本人の生きる意味を支えることとなった
- オピオイドが開始されるとともに放射線治療が開始された。疼痛は日常生活に支障がない程度にコントロールされた
- 抗うつ薬とカウンセリングの効果も加わり，介入を開始して2週間後には笑顔がみられるようになった

文献

1) Akechi T, Okuyama T, Sugawara Y, et al：Major depression, adjustment disorders, and post-traumatic stress disorder in terminally ill cancer patients：associated and predictive factors. J Clin Oncol 22：1957-1965, 2004.
2) 日本精神神経学会（日本語版用語監修），高橋三郎／大野 裕（監訳）：DSM-5 精神疾患の診断・統計マニュアル．pp.160-161, 医学書院，東京，2014．
3) Akizuki N, Akechi T, Yamawaki Y, et al：Development of the Impact Thermometer added to the Distress Thermometer as a brief screening tool for adjustment disorders and/or major depression in patients with cancer. J Pain Symptom Manage 29：91-99, 2005.
4) Shimizu K, Akechi T, Okamura M, et al：Usefulness of the nurse-assisted screening and psychiatric referral program. Cancer 103：949-956, 2005.
5) 内富庸介：がんへの通常の心理的反応．山脇成人（編）：新世紀の精神科治療 第4巻 リエゾン精神医学とその治療学．中山書店，東京，pp.51-58, 2003.
6) 秋月伸哉，明智龍男，中野智仁，他：進行がん患者のうつ病．

本橋伸高（編）：気分障害の薬物治療アルゴリズム．精神科薬物療法研究会，pp.83-99, じほう，東京, 2003.
7) National Institutes of Health State-of-the-Science Panel. National Institutes of Health State-of-the-Science Conference Statement : Symptom Management in Cancer : Pain, Depression, and Fatigue, July. pp.15-17, 2002.

[清水　研]

10. 適応障害への対応

適応障害は，がん患者に最も多く見られる精神疾患であり，治療や看護の対象となるものである。そのため，適応障害について正しく理解しておくことは，がん患者の臨床にあたり基本となるところである。しかし，一般の精神科臨床のなかでは適応障害はなじみのうすい診断名であり，それはこの疾患の位置づけが曖昧であるからといえよう。

すなわち，適応障害ははっきりと確認できるストレス因子に反応して生じる精神的，行動上の問題ではあるが，通常の心理的反応と大うつ病や不安障害などのはっきりした精神疾患の中間にあって，しかも精神科的なアプローチが必要な状態であり，そうした背景が十分わかっていないと，病気ではないと判断して精神科的な治療や看護がなされずに見過ごされる。そのまま見過ごされると，大うつ病に移行する危険性もあり，精神科的な評価と対応が求められる。

> **Point** 適応障害はストレス反応性疾患である。「病気でない」と判断せず，精神科的な治療や看護が必要である

CASE　68歳，女性

地域の老人健診で肺に影があると指摘され，近医から紹介されて総合病院を受診し，検査の結果，両側肺下葉の肺がんと診断されたため，入院を勧められた。その頃から「もう自分は死んでしまうのだ」と考えて居ても立ってもいられなくなり，家事も全く手につかないときがあり，また憂うつな気分が強くなると，夜が「怖くて」娘に付き添ってもらわないと眠れなくなった。その後，孫の相手をしているときは明るい表情も見られるようになったが，すぐに陰うつな表情になるなど，病状に変動が認められた
こうした日々が数週間続き，家族も手に負えなくなって，呼吸器内科担当医からの紹介で，娘に付き添われ精神科を受診した。診察では患者はむしろ多弁気味で，不安・焦燥感，抑うつ気分を強く訴える一方，意欲低下は軽度であった

この症例のように、がんの病名告知というはっきりした要因があり、しかも不安・焦燥感、抑うつ気分、不眠などの症状があって家事がこれまでどおりにできないなど、2週間以上日常生活に支障をきたしていたが、孫の相手をしていると落ち着くなど、うつ病エピソードを満たすほどの病像ではない場合、『適応障害』と診断される。

こうした患者に対しては、まず日常生活において現実的な対応ができるようになることを目指して支持的精神療法をしていくことを第一に考え、また、それを補う薬物療法として、患者の病像が軽度の抑うつ気分と強い不安・焦燥感、入眠困難を主としていたため、抗うつ効果のある抗不安薬を用いて治療を進めていった。

また、同居の娘を中心としたサポート体制を整えるため、患者とは別に娘の相談に適宜応じられるよう、精神科医や外来看護師が対応することにより、環境調整を行っていった。

頻度

米国のがんセンターにおいて、入院・外来を問わず病名告知を受けた、終末期を除く全病期にあるがん患者を面接調査したところ、47％の患者が何らかの精神医学的診断基準を満たしていた。

その内訳は、適応障害が全体の32％、ついで大うつ病が6％、せん妄が4％であった。わが国で行われた調査でも、適応障害は終末期を除く全病期において、概ね10〜30％のがん患者に認められる。

> **Point** 適応障害はがん患者に最も多く見られる精神疾患である

診断

適応障害の診断は、DSM-5 を参考にまとめると、強い心理的ストレスのために日常生活への適応に支障をきたすほどの不安や抑うつなどを呈するもので、いわゆるストレス反応性の疾患である。まず、これらの不安や抑うつなどが、大うつ病や不安障害など他の精神疾患による精神症状ではないことを見分けることが重

要である。

また，たとえ通常の心理的反応と考えられても，症状は動揺し，その後に大うつ病の診断がなされるほどに悪化する場合もあり，適宜経過を追う必要がある。

> ### 適応障害（DSM-5）
> A. はっきりと確認できるストレス因に反応して，そのストレス因の始まりから3カ月以内に情動面または行動面の症状が出現
> B. これらの症状や行動は臨床的に意味のあるもので，それは以下のうち1つまたは両方の証拠がある
>   (1) 症状の重症度や表現型に影響を与えうる外的文脈や文化的要因を考慮に入れても，そのストレス因に不釣り合いな程度や強度をもつ著しい苦痛
>   (2) 社会的，職業的，または他の重要な領域における機能の重大な障害
> C. そのストレス関連障害は他の精神疾患の基準を満たしていないし，すでに存在している精神疾患の単なる悪化でもない
> D. その症状は正常の死別反応を示すものではない
> E. そのストレス因，またはその結果がひとたび終結すると，症状がその後さらに6カ月以上持続することはない

(出典：日本精神経学会（日本語版用語監修）．髙橋三郎／大野　裕（監訳）：DSM-5 精神疾患の診断・統計マニュアル．pp.284-285，医学書院，東京，2014)

このように，適応障害は成因として明らかなストレスの存在を想定する障害であるが，患者の資質や脆弱性の関与も大きく，また症状のうえでは他の精神疾患との境がはっきりしないという特徴があり，こうしたことを念頭において診断する必要がある。

図は適応障害の経過もふまえた位置づけを模式的に示したものである。がんに関する情報などのストレスに対する通常の心理的反応でも不安や抑うつをきたすが，多くは2週間以内に最低限の日常生活への適応レベルに戻る。

これに対し，本来なら現実に適応していく段階で，日常生活への適応レベルが著しく落ちたまま上がらず，大きな支障をきたす状態が大うつ病である。

適応障害はこの中間で，なかなか通常の適応レベルまで戻ら

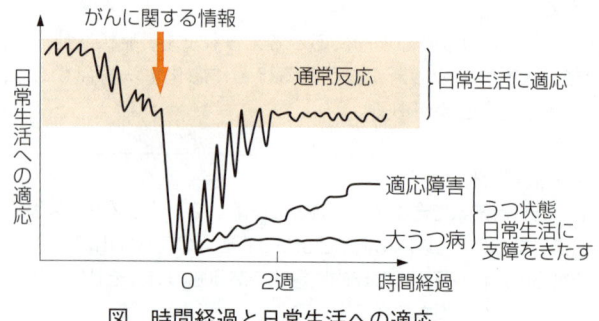

図　時間経過と日常生活への適応

ず，2週間を超えても仕事や家事が手につかない，眠れないなどが続き，治療的な介入を考慮すべき状態を指す。

分類

　一般に適応障害には，不安や抑うつなどの情緒的症状が優勢なものと，病院の規則を守れないなどの行為の障害が優勢なものとがあるが，がん患者の場合，漠然とした不安や死への恐怖など不安が優勢にみられるものや，抑うつ気分や絶望感など抑うつが優勢にみられるもの，あるいはこれらが混合してみられるものが多く，行為の障害を引き起こすことは少ない。

　したがって，DSM-5の病型でも以下の3つのいずれかに属するものが多い。

---

① 抑うつ気分を伴うもの
　優勢に見られるものが，抑うつ気分，涙もろさ，または絶望感などの症状である場合

② 不安を伴うもの
　優勢に見られるものが，神経質，心配，または過敏などの症状である場合

③ 不安と抑うつ気分の混合を伴うもの
　優勢に見られるものが，不安と抑うつの混合である場合

ストレス因子

適応障害の診断には，明らかなストレスに反応して発症するとあるが，がん患者におけるストレス因子にはどんなものがあるのであろうか。

がんの診断・治療技術が向上し，現在では「がん＝死にいたる病」ではなくなってきてはいるものの，いまだにがんは生命を脅かす疾患であることに変わりはない。その経過中には，がんを疑われた時点に始まって，がんの診断や再発の告知を受けたり，がんが進行して新たな身体症状が出現したり，積極的な抗がん治療の中止の確認を求められたりなど，患者の将来への見通しを根底から否定的に変えるような「悪い知らせ」を伝えられることが多く，全経過を通じてこうしたストレス因子となりうる出来事が多いのが特徴である。

したがって，がん医療に適応する過程でさまざまなストレス因子が出現してくることを理解し，対応していかなければならない。

> **Point** がんの経過中には「悪い知らせ」を受けることが多く，これらはすべてストレス因子となる可能性がある

危険因子

適応障害は，ストレス因子のほかに，不安を抱きやすいなどの患者の資質，精神疾患の既往があるなどの脆弱性といった心理的側面が素地となる。さらに他のさまざまな危険因子の関与も大きい。とくに，痛みが強い，治療による副作用が大きい，身体的活動性が低下しているなどの身体的側面は大きな影響を与える。

また，夫婦間を始め家族内の問題がある，経済的に苦しい，ソーシャル・サポートが少ないなどの社会的側面や，若年であるなどのその他の面も無視できない。

- ・心理的側面
- ・身体的側面
- ・社会的側面
- ・その他

臨床への影響

がん患者の適応障害および大うつ病を併せたうつ状態は，自殺の最大の原因になるだけではなく，QOL（生活の質）の全般的低下，アドヒアランスの低下，入院期間の延長，身体症状の増強，さらに家族の精神的負担の増加などに影響する。

治療

適応障害の治療は，大きく精神療法，環境調整と薬物療法に分けられる。なかでも精神療法は必要不可欠であり，これに薬物療法を適宜併用する方法が一般的である。

また，前述した危険因子を減じる工夫も必要で，とくに痛みなどの身体的側面や，ソーシャル・サポートなどの社会的側面を改善するなどの環境調整を図ることも大切である。

さらに，医療環境の役割も大きく，このためには担当医や看護師とのコミュニケーションを通じて心理的援助を行うとともに，他の医療スタッフも加えて医療チームとして患者を支えていく体制を整えることが重要である。

> **Point** 適応障害に対する治療のポイントは，
> ① 精神療法　② 環境調整　③ 薬物療法　である

1. 精神療法
1）心理教育的介入

> **Do** 患者のおかれている状況について保証を与えよう

心理教育的介入をすることの意味は，患者に正確な医学的情報を提供することにより，不確実な知識や誤った思い込みから生じている猜疑心や不安感を改善することにある。

そのためには，医療スタッフ一人ひとりが患者の病状や治療をできるだけ詳しく把握しておくとともに，これらについて担当医から患者にどこまで説明がなされているかを聴き，対応の方針を統一しておく必要がある。

> **Point** まず患者が自分の状況について，実際にどこまで，あるいはどう理解しているかをたずねる。患者の理解が不十分な場合はこれを補足し，誤った思い込みをしている場合はこれを訂正する

このような対応は一度で済むとは限らず，何回かくり返し説明することによって，患者はやっと自分の状況について正しく理解できるようになることもまれではない。

こうして，患者のおかれている状況について保証を与えることは，患者の精神状態の安定化を図るうえで大切なことである。

2) 支持的精神療法

支持的精神療法の目標は，がんに伴って生じた不安や抑うつを支持的な医療者との関係やコミュニケーションを通して軽減し，現実への再適応を援助することである。その基本は，患者の言葉に対して批判，解釈することなく，非審判的な態度で支持を一貫して続けることにある。

それには何よりもまず，患者の考えや立場に立って話を聴くことである（**傾聴**）。決して自分の考えや価値観に照らし合わせながら聴くのではなく，患者の見方からそれが患者にとってどのような意味をもつかに焦点を当てて聴いていく。その際，患者の話の内容にばかり捉われるのではなく，その背後にある気持ちを表出できるように促すことが重要である（**感情表出の促進**）。

こうして，患者が抱いている感情を肯定し（**共感**），これを患者に言語的（たとえば，「大変でしたね」といった感情を込めた言葉をかけるなど）あるいは非言語的（「うなずき」や「あいづち」など）に伝えることが治療的に働くのである。

また，患者に情報を提供するときには，患者のニーズを十分にくみとったうえで，現実的な範囲内で保証を与えていく（**保証**）。

さらに，患者の考え方や行動のうち，困難に取り組む方法として適切なものについては積極的に評価し，それを患者に伝えることで，患者の適応的な行動を強化することになる（**対処能力の強化**）。

なお，否認や置き換えなどの心理的防衛機制が見られることがあるが，これらは不安や恐怖などに対処するための適応的なもの

が多く，無理に直面化しないように配慮する必要がある。

> **Do** ① ストレス因子やそれを持続させている危険因子を最小限にする
> ② 本人の適切な対処行動を強化する
> ③ 家族・周囲からのサポートが最大限に発揮されるように工夫する

2. 環境調整

　環境調整の目標は，周囲からのサポートが効果的に働くように調整・働きかけを行うことにある。プライマリ・チーム，とくに担当医や看護スタッフが提供する医療環境が最適になるよう，チーム内の意見交換を積極的に進めたり，家族の希望をくみとったりする。在宅移行に際しては，在宅スタッフとの連携を働きかける。

3. 薬物療法

　薬物療法は，患者の症状が強く精神療法だけでは効果が期待できないと考えられる場合や，実際に精神療法のみでは症状が改善できなかった場合に用いる。

　一般には，不安に対する作用だけでなく抗うつ効果も併せもち，効果の発現が早い抗不安薬アルプラゾラムを最初に選択する。アルプラゾラムで改善が十分得られない場合，不安が主体であればより抗不安効果の強いロラゼパムなど他の抗不安薬に変更し，抑うつ気分が主体であれば大うつ病の治療に準じて抗うつ薬への変更または併用を行う。

　抗うつ薬については，患者への負担を考えてSSRI（選択的セロトニン再取り込み阻害薬）やSNRI（セロトニン−ノルアドレナリン再取り込み阻害薬），NaSSA（ノルアドレナリン作動性特異的セロトニン作動性抗うつ薬）のなかから，患者の精神症状や身体状態，副作用のプロフィール，他の使用薬物などを考慮して選択し，原則的に単剤で使用する。いずれの場合も，眠気やふらつきといった有害事象の出現などの状態をきめ細かく観察しながら，状態に応じて少量から開始し，副作用に注意しながら適宜漸増していくことが原則である。

予後

適応障害と正しく診断し，適切な治療や看護がなされれば，病状は改善していくことが多い．しかし，がんの経過中には適応を阻害するような要因が多くあるため，これらがどこまで解決されるかによって，予後は異なる．

さらに，いったん適応障害と診断されても，症状が増悪し大うつ病の診断基準を満たすほどに発展していくことがあり，症状が変化することを念頭におかなければならない．

> **Point** 大うつ病へ発展することを念頭におく

参考文献
1) 明智龍男，森田達也，内富庸介：進行・終末期がん患者に対する精神療法．精神神経学雑誌 106：123-137, 2004.
2) 明智龍男：がん患者の抑うつへのアプローチ．山脇成人（編），新世紀の精神科治療第4巻　リエゾン精神医学とその治療学．pp.67-77, 中山書店，東京，2003.
3) 内富庸介：がんへの通常の心理的反応．山脇成人（編），新世紀の精神科治療第4巻　リエゾン精神医学とその治療学．pp.51-58, 中山書店，東京，2003.

［松島英介］

11. 終末期の精神医学的問題

　終末期にあるがん患者に対する緩和医療の目標は，患者のQOL（生活の質）をできるだけ最善の状態に保つことにある。一般に，がん患者のQOLはその疾患の特徴から，図のように，①身体面（疼痛，その他の身体症状，治療の副作用など），②機能面（日常生活動作など），③心理面（不安・抑うつ，認知能力など），④社会面（家族や社会との調和，社会的役割，経済環境など）の4つに分類され，これらはまとめて「健康関連QOL」と呼ばれている。

健康関連QOL

- 身体面
  - 疼痛
  - 他の身体症状
  - 副作用など
- 機能面
  - 日常生活動作など
- 心理面
  - 不安・抑うつ
  - 認知能力など
- 社会面
  - 家族や社会との調和
  - 社会的役割
  - 経済環境など

実存面（スピリチュアリティ）
生きる意味・目的・生きがい・信念　など

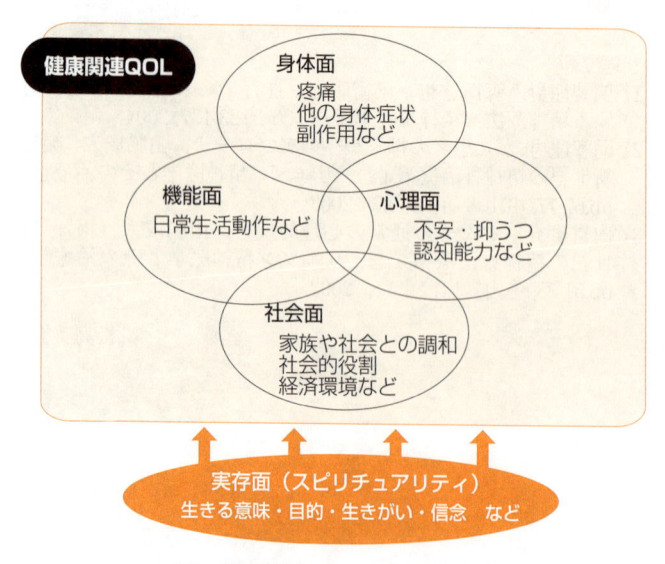

図　健康関連QOLと4つの分類

　さらに，「人生の生きる意味・目的，生きがい」や「信念」といったQOL全体を支える位置づけにある実存的な面（スピリチュアリティ）を含めて「包括的QOL」といった観点が強調されるようになってきている。

> **Point** QOLは，身体面，機能面，心理面，社会面とともに，実存面（スピリチュアリティ）を加え，包括的にとらえる

スピリチュアリティ

このように患者を全人的に診て（看て）いくことは，緩和医療にとって基本であるが，包括的QOLのなかでも，終末期の患者にとって最も重要な精神医学的テーマとなるのが，スピリチュアリティである。

患者は，がんに罹患することで，身体的・機能的・心理的・社会的に大きなダメージを受けると同時に，「なぜこんなに苦しまなくてはならないのか」「なんで自分がこんな病気になったのか」「自分の一生は何だったのか」「自分の人生にどんな目的があったのか」「偉大な何かの存在を信じたい」など，人生の意味や目的・価値の喪失への苦しみ，自己や他者あるいは人間を超えた存在との断絶に苦しむ（スピリチュアル・ペイン）と言われている。そして，少なくとも約半数の終末期がん患者が，明らかなスピリチュアル・ペインをもっていることが示唆されている。

患者が表現するこのスピリチュアル・ペインを分類すると，①不公平感：**なぜ私が？**，②無価値感：**家族や他人の負担になりたくない**，③絶望感：**そんなことをしても意味がない**，④罪責感：**ばちが当たった**，⑤孤独感：**誰もわかってくれない**，⑥脆弱感：**だめな人間だ**，⑦遺棄感：**誰も救ってくれない**，⑧刑罰感：**正しく人生を送ってきたのに**，⑨困惑感：**なぜこんなに苦しむのか**，⑩無意味感：**人生無駄だった**など，広範な苦悩が含まれている。

スピリチュアル・ケア

医療者にとって重要なことは，スピリチュアル・ペインを抱く終末期がん患者の「随伴者」として，患者のベッドサイドに腰を下ろし，簡単には答えが出ない複雑な問題であっても「逃げずに」「最期まで」そこに留まるとの思いで患者と接すること，そのことだけでも患者にはかけがえのないケア（スピリチュアル・ケア）につながるという視点である。

そのためには、できるだけ相手の身になろうとする決意が必要であり、自ら相応の人生観や死生観をもっていても、患者や家族の人生観や死生観を尊重し受け入れる柔軟性や謙虚さが求められる。また、どのような状態のなかであっても、患者に誠実に、責任をもって関わろうとする姿勢が要求される。

スピリチュアル・ケアの要点
① 患者の言葉を傾聴し、言葉の背後にある意味を感じとる
② 患者に共感的態度で誠実に接する
③ 患者が、人生観や人間観、死生観、スピリチュアル・ペインを自由に話せるようなあたたかい雰囲気をつくる
④ 患者自身が気がついていないスピリチュアルニーズを言語化し、意識化させる
⑤ 場合によっては、ライフレビューにより人生の意味を再発見したり、注目に値する経験を見出せるように支援する

このようなスピリチュアル・ケアにあたっては、先にあげた健康関連 QOL への対応が十分できていることが前提である。たとえば、疼痛がコントロールされているか、抑うつが強くなっていないか、家族とうまくいっているか、などについて確認し、不十分であれば少しでもできるところから速やかに対応することが必要である。

がん患者の尊厳

スピリチュアリティを含めた包括的 QOL をできるだけ最善の状態に保つことによって、患者は人間としての尊厳をもって死を迎えることができる。このような患者の尊厳に関する概念として、「望ましい死（good death）」などが取り上げられ、これらの望ましい最期の体現に重点が置かれることも多い。

日本の一般人口および緩和ケア病棟の遺族に「望ましい死」について調査を行ったところ、皆が共通して望む項目として、

---

① 希望がある
② 負担にならない

③ 自分のことが自分でできる
④ 人として尊重される
⑤ 人生を全うしたと感じられる
⑥ 苦痛がない
⑦ 家族といい関係でいる
⑧ 医師・看護師といい関係でいる
⑨ 望んだ場所で過ごす
⑩ 落ち着いた環境である

また個人差が大きい項目として,

① 役割を果たせる
② 感謝して準備ができる
③ 自尊心がある
④ 残された時間を知り準備する
⑤ 信仰をもつ
⑥ 自然な形で亡くなる
⑦ 死を意識しない
⑧ 納得するまでがんと闘う

があげられている。
　さらに,日本の進行がん患者,家族,医療従事者に「望ましい死」について行った調査では,日本人の特徴として,

① 自己の意思決定がはっきりしないこと
② 前向きな姿勢が目立つこと
③ 家族や人間関係を重視していること
④ 尊厳のなかでも他者との情動的な距離に関するもの,たとえば周りの人に自分の苦しんでいる姿を見せないなどが多く認められたこと

が指摘されている。ただし実際の臨床では,これらの概念を参考にしながらも,患者はそれぞれ独自の価値観をもっており,それをできるだけ理解して,患者にとって個別に緩和医療の目標を設定しなければならない。
　一方,終末期がん患者に「尊厳」について調査を行ったところ,尊厳に影響を与える主な要因として,

① 疼痛
② トイレや移動，着替え，入浴など身近な生活上の依存
③ 絶望／うつ病
④ 公的でない支援体制
⑤ 公的支援体制
⑥ QOL

の6つがあげられ，さらにこれらのうち，身近な生活上の依存と絶望／うつ病の2つが最も患者の尊厳に関係していることを指摘している報告もある．すなわち，終末期患者の尊厳にとっては，うつ病を治療し，最後まで希望を失わないようにするとともに，できうる限り身体的自立を維持することが大切であるという．

このように，とくにがん終末期においては，単に患者の不安・抑うつやせん妄に対応するだけではなく，患者の尊厳を意識し，患者やその家族が死と向き合うつらさへの援助も必要である．すなわち，患者が自分の生きる意味を見出し，人生をいかに完成させるかというスピリチュアリティの課題をともに解決することが求められている．

> **Do** とくにがん終末期には患者のスピリチュアリティにも対応する

参考文献
1) Hirai K, Miyashita M, Morita T, et al：Good death in Japanese cancer care：a qualitative study. J Pain Symptom Manage 31：140-147, 2006.
2) Miyashita M, Sanjo M, Morita T, et al：Good death in cancer care：a nationwide quantitative study. Ann Oncol 18：1090-1097, 2007.
3) 下妻晃二郎：疾患特異的尺度「がん」．池上直己，福原俊一，下妻晃二郎，他編．臨床のためのQOL評価ハンドブック．pp. 52-61, 医学書院，東京，2001.
4) 恒藤　暁：最近緩和医療学．pp.6-7, 最新医学社，東京，1999.
5) 村田久行：スピリチュアルケアとは何か．ターミナルケア 12：324-327, 2002.

［松島英介・野口　海］

12. 記録の書き方

医療チームのメンバーで患者の情報を共有し，精神保健の専門家と連携をとりながら精神症状の緩和を図ることを目的とした，記録の書き方の方法を述べる。

※）事例では看護師によるカルテ記載をあげているが，がん医療に携わるその他のコメディカルスタッフにも参考となる書き方を想定しているため，看護診断は使用していない。

事例1　せん妄

> **CASE**　Aさん，60歳男性，食道がん（Ⅳ期，頸部リンパ節転移，縦隔リンパ節転移，多発骨転移）
> 定年退職（元会社員），妻と2人暮らし，息子と娘がいるが2人ともすでに独立して家を出ている

1. 経過

1月8日　食道がん（Ⅳ期，頸部リンパ節転移，縦隔リンパ節転移，多発骨転移）と診断。上肢痛が出現したため，オキシコドン（オキシコンチン®）開始。

1月16日　化学療法を開始。疼痛コントロールが困難であり，オキシコドン（オキシコンチン®）を80mg／日に増量。

1月22日　しびれの出現，クロナゼパム（ランドセン®）開始。頸椎7に圧迫骨折，ネックカラー装着とベッド上安静。

2月10日　38度台の発熱，抗生剤の投与開始。

2月21日　発熱が続くため，化学療法は中断。困惑したり，そわそわと落ち着きのない様子が見られるようになる。

2月27日　通過障害があり，オキシコドン（オキシコンチン®）80mg／日から塩酸モルヒネの持続静注60mg／日へ変更。

3月1日　肺炎と胸水貯留が指摘される。夜間，廊下で立ち尽

くしている。看護師が自室に戻るよう促すと素直に従う。
3月2日　日中は傾眠傾向。経鼻カニューレをはずしてしまっていることが多い。看護師が試しに日時をたずねてみるも、ぼんやりしており返答聞かれず。
夜間はほとんど眠らず、「ほら、あそこに何か見える」「虫がいます」「知らない人に見張られている」などと突然興奮し怒りだす。ベッド柵を乗り越えようとする。
3月3日　精神腫瘍科へ紹介となる。

2. 3月2日現在の身体状況

バイタルサイン：
- ・38度前後の熱
- ・酸素2ℓ/min経鼻カニューレ使用中。カニューレをきちんと装着していればSpO_2は97％前後保てるが、はずすと93％に低下する。

MRI　　：頸椎7、胸椎4・5・7に骨転移
PS　　　：4
疼痛　　：両上肢に焼けるような冷たいような痛みとしびれ、頸部を動かすとビリッとした痛みあり（神経障害性疼痛）
データ　：WBC6200（↑）、Hb12.0（→）、TP5.3（→）、Alb2.1（→）、CRP10.2（↑）、肝・腎機能は問題なし

3. 使用中の薬剤

- ・塩酸モルヒネ　持続静注60mg／日
- ・クロナゼパム（ランドセン®）1錠（0.5mg）／日
- ・抗生剤

必要な情報

精神症状のアセスメントに必要な情報を整理しよう。

Point　せん妄が疑われる場合は、表1のような情報が重要！

表1 せん妄が疑われる場合に必要な情報

精神的現症	定義	Aさんの症状
外見・行動	顔つき,身振り,姿勢,身体的特徴,運動性	困惑したり,そわそわと落ち着かない様子あり(2/21) 夜間廊下で立ち尽くしている(3/1)
意識のレベル	意識の覚醒度(ex清明,混濁,傾眠,昏睡)	日中は傾眠傾向。酸素チューブをはずしてしまっていることが多い(3/2)
見当識	時間,場所,人の見当識	看護師が試しに日時をたずねてみるも,ぼんやりしており返答聞かれず(3/2)
記憶	さまざまな情報を長期間または短期間,脳内に保存し再生する機能	
知覚	外界の情報を認識する機能	幻視「ほら,あそこに何か見える」「虫がいます」(3/2)
思考	一定の目的を思考し,目的に適合した概念を順次に想起しながら,これを連結し,判断・推理の操作によって課題を分析していく精神活動	被害妄想「知らない人に見張られている」(3/2)
随伴症状	睡眠覚醒リズムの障害	昼夜逆転傾向(3/1〜)

アセスメント

1. 精神症状のアセスメント

> **Do** 表2のせん妄診断基準のA〜Cにそって,実際に現れている症状について,項目ごとにアセスメントしてみよう

表2　せん妄の診断基準およびAさんの症状

DSM-5 診断基準	臨床場面で現れる症状
A. 注意の障害（すなわち注意の方向づけ，集中，維持，転換する能力の低下）および意識の障害（環境に対する見当識の低下）	・会話のつじつまが合わない ・場当たり的な返事をくり返す ・ベッドの周囲が乱雑で整理できない ・周囲の状況が理解できない様子で困惑している ・声をかけないとすぐに寝てしまう
B. その障害は短期間のうちに出現し（通常数時間〜数日），もととなる注意および意識水準からの変化を示し，さらに1日の経過中で重症度が変動する傾向がある	・午前中はしっかりと会話できていたのに，夕方あたりからそわそわと落ち着かなくなる ・面会者が帰ると，落ち着かずに室の中をうろうろする ・夜になると「家に帰る」とくり返す，トイレに頻回に行く
C. さらに認知の障害を伴う（例：記憶欠損，失見当識，言語，視空間認知，知覚） D. 基準AおよびCに示す障害は，他の既存の，確定した，または進行中の神経認知障害ではうまく説明されないし，昏睡のような覚醒水準の著しい低下という状況下で起こるものではない	・直前のことを思い出せない ・同じ質問をくり返す ・指示を理解できずにとまどっている ・病院と家を間違えている ・朝と夕方を間違える ・人がいないのに「人がいる」と言ったり，話しかけるようなそぶりをみせる ・虫もいないのに，虫をつまむようなしぐさをする
E. 病歴，身体診察，臨床検査所見から，その障害が他の医学的疾患，物質中毒または離脱（すなわち，乱用薬物や医薬品によるもの），または毒物への曝露，または複数の病因による直接的な生理学的結果により引き起こされたという証拠がある	・症状の出現に前後して，感染や脱水など身体の変化がある ・症状の出現前に，薬剤を変更している

2. せん妄の発症時期に関するアセスメント

> **Point**　発症の時期を明らかにすることで，せん妄の原因に対して適切な治療や対応が行われる。せん妄の症状を疑わせるような些細な症状についても，記録をしておくことが重要

12. 記録の書き方

Aさんの症状
・困惑したり，そわそわと落ち着かない様子あり（2/21） ・日中は傾眠傾向。酸素チューブをはずしてしまっていることが多い（3/2）
・困惑したり，そわそわと落ち着かない様子あり（2/21），夜間廊下で立ち尽くしている（3/1）→短期間のうちに出現 ・昼夜逆転傾向（3/1） ・突然興奮し，怒り出す（3/2）
・看護師が試しに日時をたずねてみるも，ぼんやりしており返答聞かれず（見当識障害）（3/2） ・幻視「ほら，あそこに何か見える」「虫がいます」（3/2） ・被害妄想「知らない人に見張られている」（3/2）
・肺炎と胸水貯留指摘（3/2） ・3/2 検査データ：WBC6200（↑），CRP10.2（↑） ・塩酸モルヒネ　持続静注60mg／日 ・クロナゼパム（ランドセン®）

> **Do** 次のようなサインがあったら記録に残そう
> 【早期発見の観察ポイント】
>
> * 表情や言動
>
>   とまどい。固い表情。うとうとしている。ぼんやりしている。宙を見たり視線が合わない。同じことを何度も訴える。会話にまとまりがない。スタッフの説明に返事はあるが，説明どおりには行動できない。つじつまの合わない言動がある

* 睡眠覚醒リズムの障害
夜間は不眠，日中は傾眠傾向
* 行動
落ち着きがない。イライラしている。同じ動作をくり返す。音や光に過敏。ベッドの周りを散らかす。ライン類や器械類へこだわりがある。ラインを眺めたり，注意してもラインを手で握りしめたり，時に自己抜去する。動きが緩慢になる。急に起き上がろうとしたりベッド柵から足を投げ出す。ベッドの上に立ち上がる
* 興奮性
目つきがギラギラしている。感情の起伏が激しい。多弁であったり，大声で叫ぶ
* 幻覚妄想
キョロキョロしたり，何かを目で追ったり，手でつかもうとしている。常に体に力が入っていて，緊張したり，不安な表情である。幻視「誰がいる」，妄想「殺される，拘束されている」などの訴えや独語がみられる

Aさんの具体例では・・・

Do 下線部の情報については記録に残し，症状の観察を続けよう

2月21日：発熱が続くため，化学療法は中断。困惑したり，そわそわと落ち着きのない様子が見られるようになる。

Aさんの記載の実際

1. 主観的（S）データ

Do 患者の発言のなかで，せん妄を疑わせる精神症状を表す表現を記述しよう

見当識障害の存在が考えられる表現
ここは会社で・・・／ここがどこだかわからない／今〇月でしょ（実際とは異なる）

幻覚の存在が考えられる表現
誰かがそこに立ってます／虫がいる／お経が聞こえます

妄想の存在が考えられる表現
私の財布が盗まれた／今日家族が死にました（実際とは異なる）

2. 客観的（O）データ

Do 症状に関しては，せん妄診断基準のA〜C（表2）にそって記録をしよう。

Advance せん妄の原因と考えられる身体状況，検査データ，使用薬剤に関しても，記録に残そう（表2参照）

3. 精神腫瘍科介入前
【病棟看護師の記録の例　Part1】

S	「ほら，あそこに何か見える」「虫がいます」「知らない人に見張られている」
O	〈現在の精神症状〉 ・ぼんやりしており，意識混濁あり。 ・見当識障害あり。 ・夜間は，幻視や被害妄想を疑わせる言動あり。 ・突然興奮し，怒り出す。（ベッド柵を乗り越えようとする） ・日中は傾眠，夜間は不眠であり，昼夜逆転傾向。 〈精神症状出現の時期〉 ・2/21に困惑したり，そわそわと落ち着きのない様子が見られた。3/1の夜間廊下で立ち尽くしていた。 〈現在の身体症状〉 ・3/1に，肺炎と胸水貯留が指摘される。 バイタルサイン： ・38度前後の熱 ・酸素2ℓ／min経鼻カニューレ使用中，カニューレを装着していればSpO_2は97％前後保てるが，はずすと93％に低下してしまう。

	検査データ（3/2）：WBC6200（↑），CRP10.2（↑） 使用中の薬剤： ・塩酸モルヒネ持続静注60mg／日（←2/27より） ・クロナゼパム（ランドセン®）　1錠（0.5mg）／日（←1/22より）
A	急性混乱状態。 2/21頃より症状出現している。その頃から熱発が続いており感染（肺炎）の影響が高いか。精神腫瘍科の介入が必要と考えられる。 経鼻カニューレをはずしたり，ベッド柵を乗り越えようとするなどの危険行動が見られているため，安全確保が必要である。
P	・担当医と相談し精神腫瘍科へ依頼する。 ・転倒防止のため，離床マットを設置する。 ・危険物（はさみ，つめきり）の管理を行う。

A：アセスメント（査定）　**P**：プラン（計画）

4. 精神腫瘍科介入の結果

《診断：せん妄》

- 意識混濁，見当識障害，幻覚妄想を認め，数日前からの急激な発症から，せん妄と考える。せん妄の発症時期から，感染，低酸素が主な原因と考えられるが，塩酸モルヒネおよびクロナゼパム（ランドセン®）が症状増悪に関与している可能性もある
- 主治医との話し合いの結果，オピオイド・ローテーションを検討することと，クロナゼパム（ランドセン®）を中止とすることが決定した
- 薬物療法として，リスペリドン（リスパダール®）を開始する方針となった（定期2mg，頓用1mg）

5.その後の経過
【病棟看護師の記録の例　Part2】

O	**Do** 抗精神病薬を使用した場合は，薬剤名，使用量，使用時間，その後の反応について経時的に記録し，効果をアセスメントしよう

	20時にリスペリドン（リスパダール®）2mg内服。23時過ぎより，そわそわと落ちつかない行動が出現。23時40分に，追加でリスペリドン（リスパダール®）1mg使用。その後，0時30分頃から入眠。3時にトイレに起きるものの，その後は再入眠され，6時まで起きることなく休まれる。6時に起床し，自ら洗面・歯磨きをされる。
A	リスペリドン（リスパダール®）を計3mg使用した後は不穏なく入眠できており，せん妄の症状コントロールに効果あり。

事例2　うつ病

CASE Bさん，30代女性，乳がん（ⅡB期）
専業主婦，夫，息子（2歳）の3人家族（夫の両親が2世帯住宅の1階に住んでいる）

1. 経過

　右乳房のしこりに気づき総合病院を受診し，乳がんと診断された。乳房切除術（右乳房全摘＋腋窩リンパ節郭清術）を施行。術後化学療法中は強い嘔気に悩まされた。治療は終了したものの，気持ちの落ち込み，焦燥感，食欲がない，夜眠れないなどの症状が出現するようになっていた。

　外来看護師が主治医の診察後に時間をとり面接を行ったところ，次のようなことが語られた。

【面接内容】

* 治療が終了しても倦怠感が残り，思ったように元気になれず焦る気持ちがある。
* 育児や家事ができないことで，自分の存在価値がないのではないかと感じている。
* 再発に対する不安がある。

　なお，つらさと支障の寒暖計を実施したところ，気持ちのつらさが8点，生活支障度が8点であった。面接の結果をふまえて，

外来看護師より精神腫瘍科の受診が勧められた。

必要な情報

1. 精神症状のアセスメントに必要な情報を整理しよう

> **Point** 気持ちの落ち込みがある場合は，うつ症状に関する情報が重要！

うつ病の診断基準（DSM-5 より抜粋）

診断基準	臨床症状
1. 抑うつ気分	気分が沈んで憂うつ，落ち込む
2. 興味・喜びの喪失	何をしてもつまらない，興味がもてない
3. 食欲低下・体重減少	食欲が出ない，最近体重が減った
4. 睡眠障害	夜眠れない，朝早く目が覚める
5. 精神運動制止・焦燥	反応が遅い，動作が鈍い，いらいらしてじっとしていられない
6. 易疲労性・気力の減退	疲れやすい，気力が出ない
7. 無価値観・罪責感	自分のことをつまらない人間だと思う，まわりに迷惑をかけている
8. 思考・集中力低下	決断できない，物事に集中できない
9. 希死念慮	死にたい，自殺企図

＊ 9つの症状のうち「抑うつ気分」あるいは「興味・喜びの喪失」のいずれかを必須項目とし，全部で5項目以上が2週間以上持続した場合にうつ病と診断される。

「うつ病への対応」の章も参考にしよう。

2. 心理社会的な情報も整理しよう

> **Point** 治療に関することのみではなく，患者が抱えている現在の問題，歩んできた今までの生活史，大切にしてきたこと，築いてきたもの，乗り越えてきたことなどの情報を集めよう（このような内容を積極的に傾聴し理解に努めることが，患者の心のサポートにつながる場合も多い）

①	家族歴	誰と暮らしているか，誰にサポートが得られるか
②	生活歴	養育歴，教育歴，職業歴，婚姻歴 など
③	病気の理解	現在の病状に対し，どう理解しているか
④	病気の影響	現在の病気によって引き起こされた問題は？ ex 自尊心の低下，ボディイメージの変容，役割の喪失など
⑤	パーソナリティ	元々の性格は？
⑥	ストレスに対する対処方法	
		ex 克服型，回避型，依存型，合理型など
⑦	趣味・宗教の有無	

アセスメント/プラン

収集した情報を基に，アセスメント→プランを立てよう。

> **Point**　精神症状はいつから出現しているか，出現のきっかけになった出来事は？　精神症状の背景にはどのようなストレスが関係しているか，などからアセスメントしよう。また，そのアセスメントを基にプランを立てよう

Bさんの記載の実際

1. 精神腫瘍科介入前
【外来看護師の記録の例　Part1】

S　**Do** 主観的（S）データ：患者の抱える精神的な問題がわかるように，患者の表現した言葉で記録をしよう

治療が終了しても倦怠感が残り，思ったように元気になれず焦っています。その焦りで悪循環になっている感じです。
息子はまだ2歳で手がかかるのに，世話をするのがおっくうでおっくうで身体が動きません。義母にお願いしていますが，世話ができないことに対し責められている気がします。
食事の仕度もほとんどできません。専業主婦は家事ができなくなったら，存在している価値がないと思います。

	自分はだめだなという気持ちが湧いてきます。 息子のために元気にならないといけないのに・・・（涙）。 治療が終了してからは，再発に対する不安も出てきました。
O	> **Do 客観的（O）データ：** > ① 患者の印象や面接時の様子を記録しよう > ② 精神症状は，うつ症状がわかるように記録しよう > ・可能であれば，それらの症状がいつ頃始まったかについても明らかにしよう > ・つらさと支障の寒暖計を施行した場合は，点数を記録しよう > ③ 心理社会的な情報に関して，背景として記録しておこう 診察の後に面接施行。表情は暗く，話を始めるとほぼ終始流涙（・・・①） <u>精神症状</u>（・・・②） ＊以下の症状は術後しばらくしてから出現し，2週間は持続している様子 ・気持ちの落ち込み ・家事が手につかない，息子の世話ができない ・食欲低下 ・不眠 ・倦怠感 ・自責感 ・つらさと支障の寒暖計：気持ちのつらさ8点／生活の支障8点 <u>背景</u>（・・・③） 家族構成：本人，夫，息子（2歳）の3人暮らし（夫の両親が2世帯住宅で1階に住んでいる） 職歴：結婚後は専業主婦
A	がん治療は一段落したが，思うように身体状態や体力が回復しないなかで，抑うつ的になっている。息子の世話や家事ができないことで，自責的になったり無価値観が強まっている。精神腫瘍科の専門的な介入が必要と考えられる。

| P | ・精神腫瘍科へ紹介する。
・精神腫瘍科受診の結果をふまえ，今後の関わり方に関して精神腫瘍科と相談し，連携を図る。 |

2.精神腫瘍科介入の結果

《診断：うつ病》

- 薬物療法として下記が開始された
    気持ちの落ち込みに対し，ミルナシプラン（トレドミン®）
    50mg／日
    不眠に対し，フルニトラゼパム（ロヒプノール®）2mg／日
    不安・焦燥感に対し，アルプラゾラム（ソラナックス®）
    1.2mg／日　分3
- 精神腫瘍医と外来看護師の間の連携として，精神腫瘍医は精神症状の評価と薬物療法を中心に担当し，外来看護師は時間をとって面接を施し，Bさんの悩みを積極的に傾聴し共感的に接することとなった

3. その後の経過
【外来看護師の記録の例　Part 2】

| S | 前回は切羽詰まっていていろいろ話をしてすみませんでした。気持ちが吐き出せてすっきりしました。いただいた薬を飲んで1週間ずっと寝続けたら，少しずつ元気が出てきました。食欲も出てきたかな。
治療が終了したことで，早く元気にならなければと焦っていたんです。焦らなくてもよいと外来看護師さんや精神腫瘍科の先生から言われ，正直ほっとしました。
まだ，だるさはありますね。育児や家事は無理せずやることにします。自分を責めても仕方ないですもんね，義母に手伝ってもらいます。 |
| O | 表情よく，笑顔も見られる。 |

	〈精神症状〉
	Point 前回と比較して，精神症状に変化があったかどうか情報を集め，アセスメントしよう
	・気持ちの落ち込み → 改善傾向 ・家事が手につかない，息子の世話ができない → '無理しない'と気持ちを切り替えている。 ・食欲低下 → 改善傾向 ・不眠 → 改善傾向 ・倦怠感 → 継続 ・自責感 → 改善傾向
A	向精神薬の開始，十分な休息，面接での感情表出により，抑うつ気分は改善傾向にあり，前向きな気持ちが少しずつ湧いてきている。
P	・引き続き，精神腫瘍科と密な連携を図る。 ・外来看護師による面接を継続する。

参考文献
1) 大熊輝雄：改訂第8版現代臨床精神医学．金原出版，2000．
2) 野末聖香編：リエゾン精神看護．医歯薬出版，2004．

[梅澤志乃]

13. チーム医療

理想型としてのチーム

　チームとは，技術をもったメンバーが集まり，主体性と責任感をもって互いに緊密に連携しながら，共通の使命や目的の達成を目指す集団あるいは組織をいう。しかし，これはあくまでも理想型であり，結成後すぐにこうしたチームができあがるわけではない。チームは育て上げていかなくてはならないものである。

　さらに，いったんできあがっても，チームは常に最高の機能を発揮し続けられるわけでもない。臨床場面に日常的に存在するさまざまなストレス（心理的重圧）にチームが曝されたとき，その機能は低下するのである。

　したがって，チームは育てるとともに，チームに生じた機能低下を立て直す作業も行い続けなくてはならない。本章では，チームを育て，そして立て直す作業に必要となる知識をまとめた。

チームの条件

① チームの使命や目的があること
② メンバーが目的達成のために貢献する意欲をもっていること
③ メンバーの役割分担が明確であること
④ メンバー間に緊密なコミュニケーションがあること

医療チームのモデル

　従来型の医療チームモデルの例として，手術チームがあげられる。そこでは，メンバーはそれぞれの専門領域で専門性を発揮することが求められる。

　これに対して，緩和医療チームなどでは従来型の医療チームとは異なる。ここでは，専門領域もあるが，チーム全体として包括的なケアを行うことを目的にしている。

　さらに，このタイプの多職種チームには multidisciplinary team と interdisciplinary team と呼ばれるものがある。multidisciplinary team とは，器械体操のような個人競技における団体戦のようなものである。各メンバーは自らの役割を個々に果たすことでチームとしての目標達成を目指す。一方，interdisciplinary team は，ラグビーのような団体競技にたとえることができる。各メンバーは，他のメンバーと連携しながら自らの専門性を活かしてチームとしての目標達成を目指す。多職種チームとしては，こちらのほうが機能は高いと考えられる。

医療チームの成長・成熟

　Tuckman はチームの発達段階モデルを提唱した。それは，形成期，騒乱期，規範期，遂行期の4段階，ないしはそれに解散期を加えた5段階から成る。

　1）**形成期 forming**　メンバーはお互いのことを知らず，集団としての意識は希薄で，集団の目的やメンバー間の役割分担は不明確な段階。この段階では，リーダーへの依存性が高く，メンバーはしばしばリーダーおよびシステムの耐性を試す。

　2）**騒乱期 storming**　目的，役割や責任に関連して意見が対立し，集団のなかに葛藤が生じる。他のメンバーやリーダーとの間で自分自身の立場を確保するために，メンバーはポジションを奪い合う。その結果，派閥ができ，権力闘争が生じる。こうした騒乱を回避するには，チームに焦点づける介入が必要である。

　3）**規範期 norming**　役割分担が明確になり，集団内での望ましい態度や行動といった規範が確立する。メンバーは仲間意識を高め，互いに信頼関係をもつようになる。大きな決断はグループにおいて行われるが，小さな決断は個人や小グループに委譲される。

　4）**遂行期 performing**　メンバーは，チームの存在目的として課せられた課題を，積極的かつ主体的に取り組むようになる。目的遂行のために，メンバーは緊密に連携する。メンバーはチームとして望ましい将来像・実現したい世界観を共有し，リーダーの干渉や関与なしに自分自身の足で立つことができる。

　5）**解散期 adjourning**　それは役割の終了，任務の完了，および依存性の低下を意味する。何人かの研究者は，この段階を「喪 mourning」として記述している。この過程はメンバーにとってストレスを伴った体験となる。解散が計画されたものでない場合

は，そのストレスはさらに増加する。

リーダーの役割

リーダーはチームの所有者ではなく，チームの成長・成熟を促す人である。したがってその役割は，チームの成長度合いに応じて変わる。

Hersey P と Blanchard KH が提唱した Situational leadership 理論に準じれば，チームが形成期にあるとき，メンバーはまだ受動的な存在であるため，リーダーは細かで具体的な指示を出す必要がある。そして，メンバーの行動を観察して，指示が適切に実行されているかどうかを確認する必要がある。このときのリーダーとメンバーとのコミュニケーションは一方向的なものである。

騒乱期になると，メンバーは能動性を示し始めるものの，まだ自らの役割を認識できていない。したがって，リーダーはチームの使命・目標を提示したり，ある行動をなぜ行うのか，その理由や意図を説明したりする。そのうえでメンバーからの提案を求め，適切な提案や行動に対しては称賛を与える。

規範期になれば，リーダーは指示的な役割を減じ，決定はメンバーとの合議によって行うようになる。そして，メンバーの話を傾聴し，彼らの行動を促進し，励まし支持することに力を注ぐ。

遂行期ではリーダーはメンバーに権限の委譲を行う。

チームをつくる

理想的な医療チームにおいては，メンバーは互いに対等な立場にあり，相手の専門性を十分に認識して尊重しつつ，連携して，良質な医療の提供を目指す。ところが，現実の医療チームの多くは医師を頂点としたピラミッド型のチームである。そのため，コメディカルスタッフがリーダーとなってチームを組織し育てていくには多くの困難が存在する。

とはいえ，医療チームにおいて，リーダーを医師に限定する必然性はないし，リーダーを固定しないほうがチームの硬直化を防止する効果を期待できる。したがって，できるところからチームづくりを始めることが重要である。チームの使命や目標を掲げ，

メンバーを募るのである。そして，その使命や目標の達成に向けて行動を起こすのである。

ただし，チームづくりは草の根運動的なものであっても，チームの存在が病院という組織のなかで公式に認識されることの意義は大きく，そのための働きかけを行うこともまた重要である。

チームを育てる～定期的なカンファレンス開催～

> **Point** カンファレンスでは，互いが対等であり自由に発言できる文化をつくり上げることが重要である

定期的にカンファレンスを開催することは，チームの活動を内外に示す効果がある。さらにそれは，チームの使命や目標，さらに価値観などをくり返しチーム内で共有する機会にもなる。

何より，チームの条件である緊密なコミュニケーションを促進するために，カンファレンスは欠かせない。カンファレンスを運営するときに心がけるべきなのは，対等であるという文化の醸成である。具体的には，一見的はずれな発言や少数意見を無視せず尊重することで，自由に発言できる雰囲気をチームのなかに育むことである。

カンファレンスにおいて，話題になりづらいものとして，患者や家族に対するメンバーのネガティブな感情がある。われわれ医療従事者の心のなかには，患者に対してネガティブな感情を抱いてはいけないという禁止が存在していることが多い。この思いは「そんな発言をしたら仲間から非難される」という不安につながり，その結果そうした感情を発言することははばかられてしまう。

しかし，こうしたネガティブな感情は，言葉にしなくても言葉の端々や態度に現れ，他者との関係性を損なう原因になることが多い。したがって，こうした悪影響を防ぐためにも，自らが抱いたネガティブな感情はカンファレンスで仲間と共有し，そうした感情を抱くにいたった経緯を考え，その対処方法を話し合うのが有効である。こうしたコミュニケーションを促進するために，リーダーが時に自らのネガティブな感情を率直に言葉にすることが有効である。

自由な発言を保障するための工夫として、カンファレンスにおいて結論が出ない場合もあるという選択肢をリーダーが担保しておくこともまた有用である。

チームを立て直す

心理的重圧に曝されると，そのチームの医療チームとしての機能は低下する。Bion W は集団心性の研究を行い，すべての集団には課題集団 work group と基底的想定集団 basic assumption group という 2 つの側面が存在しており，心理的重圧に曝された集団では基底的想定集団の側面が活性化することを明らかにした。

基底的想定集団が優勢なチームにおいて，課題集団としての側面を回復させるためには，次のことが有効である。

① こうした現象が普遍的なものであることをチーム全体で理解すること
② 立て直しを目的として，チームで話し合う場をもつこと
③ その場で自らが感じている情緒を率直に話し，自分たちが心理的重圧に直面していることを全体で共有すること
④ その心理的重圧を緩和するために自分にできることは何かないかメンバー一人ひとりが主体的に考え，そのアイデアをチーム全体で話し合い，実効性のある対策を生み出すこと
⑤ 対策を実行に移し，その効果を再び話し合い，より実効性の高い対策を模索すること

医療場面に遍在する心理的重圧

医療従事者は膨大な業務量をこなすとともに，高度な医療行為一つ一つをミスすることなく実施するという心理的重圧に常に曝されている。しかし，それ以上に心理的重圧となるのは対人関係である

医療従事者はさまざまな患者や家族と協力関係を結ばなくてはならないが，常に良好な関係が築けるわけではない。気難しい人もいれば了解の悪い人，相手を曲解する人，医療従事者に過大な期待を向ける人もいる。相性が悪かったり行き違いが生じて関係がぎくしゃくすることもある。医療事故等により関係が悪化することもある。

患者や家族だけでなく，同僚を始め他の医療従事者から協力が得られなかったり，誤解されたり非難されたりすることもある

これらのことはすべて，医療従事者やチームに怒りや無力感などさまざまな情緒を引き起こし，心理的重圧となりうる

課題集団と基底的想定集団

課題集団とは，その集団が担っている課題の解決に向けてメンバーが主体的に取り組むことができている状態をさす。一方，**基底的想定集団**とは，メンバー同士が打ち合わせたわけでもないのに集団全体をある想定が支配しているような状態をさし，この状態に陥った集団のメンバーたちは，自分たちに課題解決はできないという思いに支配され，みなが受動的になるという特徴がある

Bion W は基底的想定集団の例として，①依存集団，②闘争-逃避集団，③つがい集団をあげている

① **依存集団**では，課題はリーダーにしか解決できないという想定があるかのように，メンバーはみなリーダーに依存的となり盲目的に従属する

② **闘争-逃避集団**とは，課題が解決しない原因を誰かに負わせて，その人を非難したり攻撃したりする集団である。そこには，原因となっている人がちゃんとすれば，課題は解決するという想定が存在するかのようである。メンバー間で疑心暗鬼が生じると，集団内の軋轢となって表面化する。一方，「家族の理解が足りない」とか「病院執行部がダメなんだ」といったように，迫害者を集団の外側に見い出した場合は，集団は偽りの団結力を示す

③ **つがい集団**では，集団内のカップルにより何か新しいものが生み出され，それによって課題は解決するという想定があるように，メンバーはカップルのやりとりを見守り続ける。いつかカップルから救世主が生み出され，自分たちは救われるという救世主願望である

おわりに

　最初から理想的なチームは存在しない。チームは育て，そして立て直し続けていかなくてはならない。したがって，チーム結成のスタートは行き詰まりや失敗の連続である。しかし，こうした行き詰まりや失敗について，メンバーがカンファレンスのなかで率直に話し合い対策を検討することができれば，行き詰まりや失敗はチームが立ち直り，そして育つ糧となる。

参考文献
1) 小川朝生・内富庸介編：精神腫瘍学クイックリファレンス．p.315，財団法人医療研修推進財団，東京，2009．

［白波瀬丈一郎］

14. 精神腫瘍医へのつなぎ方

がん患者や家族，さらにプライマリの医療チーム（以下，医療チームという）が心理的課題を抱えているとき，精神腫瘍医の協力を得ることが有効である。自分がこうした人々を精神腫瘍医につなぐ仲介者となるとき，まずは自分が精神腫瘍医の協力が有益であることを実感していることが不可欠である。仲介者として身につけておきたいポイントについて述べることにする。

精神腫瘍医につなぐ前に身につけておきたい基本的素養

精神医学的問題や心理的課題の解決を精神腫瘍医に依頼する依頼者となるためには，まずそこに精神医学的問題や心理的課題が存在していることを発見する発見者になる必要がある。

発見者となるために身につけておきたい基本的素養は，英国 NHS-NICE マニュアルにおける「がん患者の心理学的評価とサポートの4段階」の第1段階と，第2段階の一部とに相当する。

第1段階は基本的コミュニケーション技術の習得であり，これはすべての医療従事者に求められる素養である。具体的には，相手の抱いている気持ちは理解可能なものであることを示すこと validation，相手の視点に身を置いて，相手を相手の内側から理解すること，すなわち共感 empathy，そして適切な情報を提供することが含まれる。

> **Do**　① がんによる影響を受けている患者および家族に対して，誠実に思いやりをもって接する
> ② 患者および家族が尊厳を保てるように，親切さと敬意をもって接する
> ③ 支持的な関係性をつくり維持する
> ④ 患者および家族が利用できる情緒的および支持的サービスに関する情報を幅広く提供する

第2段階は心理的スクリーニング技術の習得であり，これは心

理的知識を有する医療従事者（緩和ケアチーム，がん看護専門看護師，ソーシャルワーカーなど）に求められる素養である。しかし，この技術をより広い範囲の医療従事者が習得できれば，精神腫瘍医へのつなぎはよりスムーズなものになる。

> **Do** ① 患者のたどる道程で鍵となる時期を認識し，その時に心理的苦痛をスクリーニングする：
>   がんの診断時／治療期間中／再発時／抗がん剤治療中止時
> ② がんの衝撃をスクリーニングする：
>   日常生活／気分／性生活を含む家族との関係／仕事

　心理的スクリーニング技術の一つに，一定のスタイルをつくるという方法がある。具体的には，必ず挨拶をするとか，最初の話し方を一定にするなどである。こうすることで「いつもと違う」ことに気づきやすくなる。

　たとえば，いつもならスムーズに関係が結べるスタイルで接しているのに，ある患者さんや家族の場合にはうまくいかなければ，なぜいつものようにいかないんだろうと考えるきっかけになる。また，患者さんのちょっとした変化に気づくきっかけにもなる。たとえば「いつもは元気に挨拶を返してくれるのに，ここ1週間は挨拶が返ってこない」といった具合である。

精神腫瘍医について知る

　精神腫瘍医に何ができて何ができないのか，精神腫瘍医がどのような視点をもっているのかを知っておくと，それをふまえて精神腫瘍医に対して，より具体的で適切な依頼を出すことができる。

1. 精神腫瘍医にできること

　精神腫瘍医にできることとしては，精神疾患の診断と治療，患者や家族の心理的反応傾向やパーソナリティ傾向についての評価と，そうした要因に起因する問題に対するコンサルテーション，そして医療チームが抱える心理的課題に関する評価とそれに対するコンサルテーションがあげられる。

精神疾患の診断と治療とは、せん妄などの器質性精神障害、および適応障害やうつ病などの機能性精神障害に関する診断と治療技術を指す。治療としては薬物療法、環境調整や支持的精神療法などの非薬物療法がある。すべての精神腫瘍医が実践できる技術である。

精神疾患の診断を満たすほどではないが、ちょっとしたことで不安になりやすい患者や家族、依存的あるいは攻撃的な行動を呈する患者や家族、非協力的だったり反抗的だったりする患者や家族は、治療を行ううえでしばしば問題となる。これが患者や家族の心理的な反応傾向やパーソナリティ傾向に起因する問題である。この問題を取り扱うには精神療法的な素養を身につける必要があり、すべての精神腫瘍医が実践できるとは限らない。

医療従事者はさまざまな心理的重圧に日常的に曝されていて、そのため医療チームは機能不全に陥ることがしばしばある（p.137『チームを立て直す』の項参照）。医療チームが機能不全に陥っている原因を明らかにし、立て直しのための方策をとるために精神腫瘍医に協力を求めるのが有効なことがある。

しかし、この依頼が有益な結果につながるためには、その医療チームと精神腫瘍医との間で、ある程度の関係性ができていることや、精神腫瘍医が集団の精神力動に関する素養を身につけていることが必要となる。そのため、こうした支援を実践できる精神腫瘍医はさらに限られる。

2. 精神腫瘍医の視点

精神腫瘍医がどのような視点をもって、状況を把握したり行動したりするのかを知ることができれば、精神腫瘍医が必要とする情報を適切に提供することができる。

精神腫瘍医は、精神疾患を引き起こしたり悪化させたりする原因になるという視点から、投薬内容や身体状態を眺める。また、患者の言動に関する看護記録は、患者の精神状態を把握するための貴重な情報源となる。

患者がどのような治療経過をもち、今どのような治療状況にあるのかや、家族関係、経済的状態、社会的状態（就学就業）に関する情報は、患者や家族が今どのような心理状態にあるのかを知るうえで有用である。さらに、患者や家族が抱える心理的苦悩を

精神腫瘍医と関わる，協働する

すべての精神腫瘍医が一定の技術を身につけているわけでないことはすでに述べた。したがって，今自分たちが連携することのできる精神腫瘍医について，何ができて何ができないのかや，どのような視点をもっているのかを知ったうえで，その精神腫瘍医に応じた依頼を出すことが，効果的な協働を実現するために適切である。

さらに，効果的な協働を行えたという体験は，医療チームと精神腫瘍医との関係性を育み，より緊密で高度な協働へと発展していく可能性がある。

> **Point** 患者や家族が精神腫瘍医に安心してかかれるようにするためには，医療従事者が精神腫瘍医になじみ，信頼感を抱いていなければならない

1. 依頼を出す

依頼を出す際に，自分たちがどのような支援を精神腫瘍医に期待しているのかを明確にしておくことが重要である。とはいっても，自分たちが何を望み必要としているかを明確にして言葉にすることは，存外難しいことである。

したがって，診療依頼自体は書面で出すにしても，必ず精神腫瘍医と直接会って，自分たちの困っていることを話すことが重要である。そうすることで，それまで曖昧ではっきりしなかった依頼目的が明確になることが少なくない。協働開始時にこのすり合わせを行わないと，互いが一所懸命努力したにもかかわらずひどく落胆するという結果になりかねない。

さらに，心理的苦痛を抱えた患者や家族を，精神腫瘍医に丸投げするような依頼は論外である。あくまでも，治療の主体は自分たちであることをはっきりさせたうえで，精神腫瘍医の手を借りるという形で依頼することが重要である。

こうしたことに配慮しながら協働体験を積み重ねて両者になじみができれば，より効果的な協働システムを構築することも可能になる。たとえば，その医療チームに入院してくるがんの患者には，全例精神腫瘍医が顔合わせの面談を行うというシステムである。これにより，患者に精神腫瘍医を知る機会を提供することができ，精神腫瘍医につなげる際の患者の抵抗感を解消する効果を期待できる。

マンパワー的な困難がある場合には，半年間という期限限定で行ってみる方法もある。この半年間の協働により，病棟に「精神腫瘍医がいる」という文化をつくり出せれば，同様の効果が期待できる。

2. カンファレンスを開く

最初は，ある症例についての症例カンファレンスとして開催するのが，互いに負担が少ないかも知れない。そこでは，患者や家族に関する理解を深め，対応を検討するのが目的であるが，同時に医療チームと精神腫瘍医が互いの理解を深め，信頼関係をつくり上げていく機会でもある。

精神腫瘍医との協働が軌道に乗り始めたら，カンファレンスを定期開催にするのがよい。これにより，症例カンファレンスに比べて，より自由にさまざまな事柄が話し合われるようになる。その結果，カンファレンスは医療チームがチームとして成長成熟するための機会にもなる（p.136『チームを育てる～定期的なカンファレンス開催』の項参照）。

3. 精神腫瘍医をチームメイトとして尊重する

診療録だけでやりとりするのではなく，診療の前後に精神腫瘍医の参考になると思われる情報を伝えたり，診療結果についてたずねたりするやりとりが重要である。

また，次回の診察予定を確認し，治療計画を立てる際にその予定を尊重する。どうしても他の予定を入れなくてはならないときは，精神腫瘍医に連絡して予定変更を依頼する。

患者や家族を精神腫瘍医につなげる

患者や家族を精神腫瘍医につなげる場合には，そう思っていることを率直に伝えるのがよい。

> **実践** 気持ちのつらさについては，ストレスの専門の医師にも協力してもらっています。一度相談してみられませんか。精神科というと，最初はびっくりされる方が多いのですが，治療を受けて楽になる方もたくさんいらっしゃいます

この提案に対して患者や家族が難色を呈する場合は，受診したくない気持ちを尊重しつつ，その理由の把握に努める。

> **実践** 精神科の受診を勧められると，受診をためらわれる方も多いです。もしよかったら，気になっていらっしゃることについてお話しいただけませんか？

患者や家族が答えた理由に誤解があれば，それを訂正する。彼らが抱きやすい誤解としては「重い精神病の患者さんのみが治療の対象となる」「心を見透かされる」「心の良い悪いを評価される」「受診したことをみんなに知られる」「薬を飲み始めるとやめられなくなる」，あるいは「弱者のレッテルを貼られる」などがある。

そうした説明にもかかわらず，かたくなに拒否する場合は，無理強いをせず，患者や家族の意向を受け入れる。そのうえで，いつでも受診できることを伝えるとともに，機会を改めて再度勧めてみる。

> **実践** 受診してもいいなと思われたら，その時教えていただけますか？
> 先日は，精神科への受診に抵抗があるとおっしゃっていましたが，今はいかがですか？

なお，患者や家族が受診を拒否している場合でも，医療チームが相談者となって精神腫瘍医に相談することは可能である。睡眠

導入剤の相談程度であれば、電話で簡単に相談することもできる。相談内容が込み入ってくれば、カルテを見ながら相談したり、症例カンファレンスへの参加を依頼したりするのがよい。

おわりに

価値観も方法論も異なる専門家同士が協働するためには、相手を理解し互いに尊重することが重要である。そのための取り組みについて述べた。

なお、本論では同一医療施設に精神腫瘍医がいることを前提とした。精神腫瘍医がいない医療施設の場合は、近くの精神科病院・診療所、あるいは都道府県のがん診療連携拠点病院やがんセンターなどに相談してもらいたい。

参考文献
1) Guidance on Cancer Services : Improving Supportive and Palliative Care for Adults with Cancer. National Health Service (NHS) - National Institute for Clinical Excellence (NICE). pp.78-80, 2004.
2) 日本緩和医療学会：緩和ケア医療養成プログラム KEAP PROJECT , プレゼンテーション資料　M-7a 気持ちのつらさ. http://www.jspm-peace.jp/pdfdownload.php

［白波瀬丈一郎］

15. 情報

　がん患者・家族への心のケアを実践していくにあたり，最近ではさまざまな研修会や情報発信，自らが学習できるリソースが提供されてきている。

1. 日本サイコオンコロジー学会主催心理職対象研修会

【対象】　がん患者・家族の心のケアに携わる心理職
【概要】　サイコオンコロジーおよび医療において最低限必要な医学的・心理学的知識の講義およびグループワークなどが行われる。

2. 日本サイコオンコロジー学会主催一般医療者・看護師対象研修会

【対象】　がん患者・家族の心のケアに携わる精神科を専門としない医療者
【概要】　精神症状を適切にアセスメントし，介入法を理解できることを目的としている。

3. 日本サイコオンコロジー学会主催・日本緩和医療学会共催がん医療に携わる医師に対するコミュニケーション技術研修会（厚生労働省委託事業）

【対象】　がん医療経験満3年以上の医師
【概要】　難治がん、再発、抗がん治療中止など悪い知らせを患者に伝えるロールプレイを行う2日間の研修会である。
　　　　※参加申し込みは、http://www.share-cst.jp からオンライン登録ができる。

4. 緩和ケアチーム研修会
　　（国立がん研究センターがん対策情報センター主催）

【対象】　緩和ケアチームのメンバーとして実働している身体症状緩和担当医師，精神症状緩和担当医師，チーム看護師および薬剤師

【概要】緩和ケアチームの各職種が果たすべき役割と専門的な知識を習得するなかで，身体的ケアとともに精神心理的ケアの基本を学ぶ研修会である。

5. e-Learning

e-Learningとは，ネットワークを活用した教育や研修のことで，利用者はパソコンを使い，好きなときに学ぶことができるというメリットがある。

- がん医療専門チームスタッフのためのeラーニングプログラム
  一般社団法人日本癌治療学会　http://www.cael.jp

6. 書籍

● 精神腫瘍学クリニカルエッセンス
小川朝生・内富庸介　編　（創造出版：2012）
総合病院で診療に従事している精神科医師を対象にしたものではあるが，基本的な内容のことが幅広く書かれており，心のケアを実践していくうえで十分に参考になるものである。

● Psycho-Oncology　（Oxford University Press：1998）
サイコオンコロジーに関する唯一の体系的な教科書である。書かれてからやや年月はたっているが，サイコオンコロジーやがん患者・家族に対する心のケアに関して基本となる知識が網羅されている。

● がん医療におけるコミュニケーション・スキル
内富庸介・藤森麻衣子　編　（医学書院：2007）

● がん医療におけるコミュニケーション・スキル＜続＞
藤森麻衣子・内富庸介　編　（医学書院：2009）
がん患者や家族とのコミュニケーションをどのように取っていけばよいか―そのための基本的なコミュニケーションから，難しい事例への対応までが，実践に即して書かれている。

- **がん診療レジデントマニュアル　（第6版）**
  国立がん研究センター内科レジデント　編　（医学書院：2013）
  化学療法を中心としたがんの内科的治療を研修するレジデント，研修医を主な対象に，実際の診療に役立つように企画されている。

- **精神腫瘍学**
  内富庸介・小川朝生　編　（医学書院：2011）
  基本から実践まで精神腫瘍学全般にわたりまとめたテキストであり，サイコオンコロジーについて学びたい医療者向けの内容となっている。

7. ホームページ

(1) 日本サイコオンコロジー学会
    http://www.jpos-society.org/
(2) 国際サイコオンコロジー学会
    http://www.ipos-society.org/
(3) 日本緩和医療学会
    http://www.jspm.ne.jp/
(4) 国立がん研究センターがん外来情報センター
    http://ganjoho.jp/public/

［岡村　仁］

索引

A to Z

BPSD　　*83-85, 88*
Confusion Assessment Method（CAM）　　*64*
DSM-5　　*63, 64, 100, 106, 107, 108, 122, 128*
e-Learning　　*147*
NaSSA　　*101, 112*
NICEマニュアル　　*140*
PHQ-9　　*39*
PS（Performance Status）　　*3, 4, 10, 97, 120*
QOL（生活の質）　　*7, 110, 114-116, 118*
SNRI　　*100, 101, 112*
SSRI　　*100, 101, 112*
total pain　　*43, 44*

あ

アイコンタクト　　*28, 32*
アリピプラゾール（エビリファイ）　　*75*
アルツハイマー病　　*86*

い

意識　　*53-55*
意識障害の評価　　*45*
意識レベル　　*64, 74, 86*
インフォームド・コンセント　　*12, 98*

う

うつ（抑うつ）状態　　*44, 46, 47, 48, 109, 55, 81, 84, 107*
うつ病　　*2, 42, 44, 46-50, 58, 91-104, 105-109, 118, 127, 128, 131*
　～診断基準　　*128*
　～の危険因子　　*97*
　～の治療　　*97*

お

悪心・嘔吐　　*6, 13, 49, 70, 78, 101*
オピオイド　　*66, 67, 69, 71, 73, 101, 103*
オピオイド・ローテーション　　*126*
オランザピン（ジプレキサ）　　*75, 76*

か

介護保険　　*37, 43, 50, 88, 89*
カウンセリング　　*98*
化学療法　　*3, 5, 6, 13, 29, 92, 97, 101*
　～の有害事象　　*6*
家族性腫瘍　　*4*
課題集団 work group　　*137, 138*
がん
　～とは　　*3*
　～の治療方法　　*3*
　～の治療の流れ　　*3*
がん患者　　*5, 14*
患者会　　*14*
感情　　*55, 87, 91*
カンファレンス　　*34, 136, 137, 139, 144, 146*
緩和ケア　　*19, 43, 59, 81, 103, 141*
緩和ケアチーム　　*101, 141, 147*

き

基底的想定集団 basic assumption group　　*137, 138*
気分　　*55-59, 62, 63, 86, 91, 92, 141*
気分障害（→うつ病）
　～の評価　　*46*
記銘力障害　　*53, 54*
逆転移感情　　*98*
キュブラーロス　　*10*
共感 empathy　　*32, 33, 37, 111,*

116, 131, 140
記録　38, 85, 119-132, 142

く

クエチアピン（セロクエル）　75, 76

け

傾聴　18, 37, 38, 42, 98, 103, 111, 116, 118, 131, 135
血管性認知症　86
見当識障害　53, 54, 63, 65, 86, 123-126

こ

抗うつ薬　6-9, 100, 101, 103, 112
抗がん治療の中止　8, 17, 36, 91, 109
抗精神病薬　44, 71, 74, 75-79, 86, 87, 89, 126
抗不安薬　46, 67, 74, 75, 106, 112
心の評価　18
個人情報　21, 22
コミュニケーション・スキル　21-35, 148
孤立感　5, 7

さ

サイコオンコロジー（精神腫瘍学）　2, 147, 148
再発　6, 14, 15, 32, 33, 141
　〜不安　14
サバイバーズ・ギルト　4
サポート・グループ　14

し

自殺　2, 14, 48, 93, 109
　〜企図　36, 44, 91-93, 102, 128
支持的精神療法　98, 99, 106, 111, 142
実存的問題　52, 42, 97
社会経済的問題　18, 41, 42, 50, 51, 89
終末期　7, 17-19, 64, 66, 67, 99, 114-118
終末期せん妄　79, 80
初期治療　12
進行期　16
心理教育的介入　100, 110
心理的問題　50, 51

す

スピリチュアル・ケア　17, 115, 116
スピリチュアル・ペイン　115, 116

せ

精神腫瘍医　37, 131, 140-146
精神症状　53-60
　〜スクリーニング　96
　〜のアセスメント　120, 121-123
　〜への対応　101
　〜を表す表現　124, 125
精神心理的苦痛
　〜のアセスメント　36-52
　〜のスクリーニング　39, 58, 59, 95-97, 140, 141
前頭側頭葉変性症　86
せん妄　1, 7, 18, 36-38, 41, 44-46, 53, 61-80, 81, 84, 86, 87, 89, 94, 106, 119-122, 124-127, 142
　〜とは何か　61
　〜の経過　67
　〜の原因　66
　〜の症状管理　74
　〜の症状の出方　62
　〜の診断　63
　〜の頻度　64
　〜の説明　72, 73
　〜への対応　68

そ

尊厳　7, 116-118, 140

た

多職種チーム　38, 133-134
脱水　61, 66, 67, 70, 71, 122
脱毛　6, 13, 14

ち

チーム医療　101, 133-139, 142, 144
チームの発達段階モデル　134
沈黙　10, 29, 32

つ

つらさと支障の寒暖計　58, 95, 96, 127, 130

て

低活動型せん妄　46, 79
適応障害　9, 95, 96, 101, 105-113, 142
　〜の診断（基準）　106, 107
　〜の危険因子　109
　〜のストレス因子　109
　〜の治療　110
　〜の頻度　106
　〜の分類　108

と

頭頸部がん　14, 15
疼痛　1, 42, 43, 52, 70, 71, 88, 97, 101, 103, 114, 116, 118-120
閉ざされた質問　25, 26

に

認知症　36, 41, 42, 66, 69, 81-90
　〜とは何か　81
　〜の症状　83

の

望ましい死（good death）　116, 117

は

パニック発作　49, 50
ハロペリドール（セレネース）　75, 77

ひ

否認　9-10, 16, 17, 111
開かれた質問（オープンクエスチョン）　25, 26, 94, 95

ふ

不安　4, 13, 48, 55-60, 87, 92, 93, 95, 96, 101, 108, 112, 128
プライマリ・チーム　40, 46, 47, 96, 112, 140

ほ

防衛機制　9, 16, 43, 111
放射線療法　5, 6, 13, 97
　〜の有害事象　6
包括的QOL　114, 115
包括的アセスメント　39
保証　10, 100, 110, 111

ま

麻薬　73, 99

み

身だしなみ　21

や

薬物療法アルゴリズム　100

ら

ライフサイクル　12

り

リーダーの役割　135
リスペリドン（リスパダール）　75, 126, 127
リハビリテーション　5, 8, 13
リラクセーション　13

れ

レスキュー　69, 101
レビー小体病　86

わ

悪い知らせ　55, 91, 109

ポケット精神腫瘍学

医療者が知っておきたいがん患者さんの心のケア

小川朝生・内富庸介［編］

2014年10月1日第1版第1刷発行

発行人　山田禎一
発行所　社会福祉法人新樹会 創造出版
〒151-0053　東京都渋谷区代々木1-37-4 長谷川ビル2F
電話03-3299-7335/FAX03-3299-7330

印刷　社会福祉法人新樹会 創造印刷

乱丁・落丁本はお取り替えいたします。